PT・OT学生の
文章力を育てる！
レポートの書き方

―正しく学ぼう「書く基本」「文章の組み立て」

髙谷 修〔著〕

金芳堂

本書の目的──序にあたって

　本書の目的は理学療法士や作業療法士を目指す学生の文章力を育てることである。学生がレポートを書いて練習する作業は、文章力向上のための作業有能性があると言える。作業有能性は、作業の有効性、作業が役立つこと、貢献することを意味する。また、レポート report という用語は、報告、報告書、学生のレポート、通知表、議事録、判例集、報道、記事などの意味がある。

　学生が書くレポートには、文章の法則 rule がある。また、レポートを書くにあたって、それぞれ提出先に求められる条件に沿って書く必要がある。例えば、講義や実習で提出するレポートは、「課題」を明記し、学籍番号と氏名を書いた後で内容を執筆する。この場合、「はじめに」「本論」「後書き」の三部構成にすれば、まとまりの良いレポートになるだろう。

　「はじめに」には「このレポートには、……の3点について述べてある」のように80字程度で全体の要約を述べる。本論では、1.…、2.…のように見出しを付けて、その中を3段落構成（1段の中：第1文に結論を書き、2文に根拠・理由を書き、3文以下に具体例を書くというパターン）で書き進む。これが「三分節法」という読み手にわかりやすい文章構成である。「後書き」は、まとめでもよいが、添削者からすると、「気付いたこと」が書いてあるとその学生の学習の深さを知ることができるので興味深い。このように文字調整して仕上げる。

　ここまでは、3段落構成で書き進んだ。これが本論の「1.」に当たる。この文章構成方法が読者のレポート執筆に役立つだろう。次の段落は本論の「2.」に当たる部分である。

　筆者は、1998年から複数の看護専門学校で1年次生にレポート・論文の書き方の講義をしている。2013年に「看護学生の文章の思い」に

ついて 250 人を調査したら、学生達の 96％が「苦手」と回答した。この思いは、理学療法士・作業療法士養成機関の学生でも同じと推測される。「筆者が体験した実習時代の最大の苦行というのはまさしく症例ケースレポートであった」という一言がこれを代弁しているだろう。学生の文章苦手の理由は次の 3 点である。

　　1）レポートや論文を書く基本的な法則を知らない。

　　2）苦手意識が続いてトラウマ（心的外傷）になっている。

　　3）「書かされ」意識で書き、提出させられている。

　文章作法は技術である。技術は理論と練習によって習得されるから、文章の理論を理解した上で練習を繰り返す必要がある。読者はまず本書を読んで文章の理論を得る。その後、各章末のレポート課題に取り組んで書く練習をするならば、文章力が育ち始めるだろう。繰り返すが、文章は技術の一つなので、何度も繰り返して書く練習をする必要がある。

　各章末の課題は、学生個人の文章苦手の問題を解決するケーススタディ（事例研究）を行なうという視点で設定してある。学生のみなさんが自分自身の文章苦手の問題を解決したならば、自尊心が湧くだろう。そうしたならば実習で関わる理学療法や作業療法を受ける人は、自尊心が感化され、意欲が湧くだろう。読者のみなさんが、本書による文章トレーニングによって文章苦手を克服し、文章力が向上したという体験をするようにと期待している。三分節法が使えるようになったら、実習の日に「あなたは文章力がある」と評価されるに違いない。

　2016 年 秋

著　者

目　　次

1章　文章の基本　　　　　　　　　　　　　　　　　　　　1

1. 三分節法を使って書く　1
2. 原稿用紙を使う約束を守る　7
3. 文章全体の長さと段落構成　9
4. 論文の構成は序論・本論・結論　10

2章　書く意義と書く前の3段階　　　　　　　　　　　　　15

1. 文章を書く意義　15
2. 書く前の3段階：「落書き」「グループ化」「段落の構図」　16
3. レポート課題の目的　18
4. 自ら学び、意欲を引き出す　23
5. グループ学習での問題解決　24

3章　論理的な読点の使い方　　　　　　　　　　　　　　　27

1. 読点の打ち方は客観的な基準はなく、書き手の責任　27
2. 読点の3つの性質　30
3. 主語の後の読点と一重カッコの前後の読点　31
4. 読点の必要度と効果　32
5. 論理的な読点の打ち方　33

4章　良いレポートの条件　　　　　　　　　　　　　　　　37

1. 材料を用意する　37
2. 自分を他者の立場に置いて書く　38
3. 読みと闘う（自分との闘い）　41
4. 作文とレポート・論文との違いを理解する　43
5. その他の秘訣　44

iii

5章 理学療法観の書き方 ———————————— 48

1. 理学療法の定義・対象となる人・理学療法の目的 　48
2. 帰納的思考と演繹的思考による理学療法観 　49
3. 全体の構成（題・第1文・体験・理学療法士の役割）　52
4. 理学療法を受ける人が中心になされる理学療法 　54
5. 理学療法士に必要な「知性・心情・技術」 　54

6章 作業療法観の書き方 ———————————— 56

1. 作業療法の定義・対象となる人・作業療法の目的 　56
2. 広い意味の「仕事 occupation」、狭い意味の「作業work」　59
3. 帰納的思考と演繹的思考による作業療法観 　60
4. 全体の構成（題・第1文・体験・作業療法士の役割）　64
5. 作業療法を受ける人が中心になされる作業療法 　65
6. 作業療法士に必要な「知性・心情・技術」 　66

7章 事例報告・症例レポート ———————————— 68

1. 事例報告（ケースレポート）と事例研究（ケーススタディ）　68
2. レポートの定義、論文の定義 　69
3. 問題解決思考のプロセスにおける「報告」と「研究」　70
4. 評価（診断評価・途中評価・最終評価）について 　71
5. 「はじめに」に全体の要約を書く 　75

8章 専門用語を使用してレポートを書く ———————————— 78

1. 専門用語を使用する（業界用語を避ける）　78
2. 「医療を受ける人」「障害者」「患者」　80
3. 不快語を避ける 　84
4. 適切な表現 　87

目　次

9章　物件化の克服と文章力の向上　　91

1. 日本語は「人の物扱いを避け、人格を尊重する」特質がある　91
2. ヨーロッパの言語では、物と人を区別しない　95
3. 人間の物件化とその克服の歴史　96
4. 敬語と物扱い　98
5. ブーバーの対話とジュラードの自己開示、ジョハリの窓　100

10章　美しい文章　　104

1. 美しい行為　104
2. 教師と生徒の人間関係　107
3. 理学療法士・作業療法士と患者の人間関係　109
4. 愛の3段階（自然的物欲愛・価値愛・他者実現愛）　110
5. 理学療法と作業療法における美しい行為　111

11章　推敲の仕方　　113

1. 全体構成の推敲　113
2. 文の構造の推敲　114
3. 長文を分割して意味を明らかにする推敲　116
4. 三段論法での推敲　117
5. その他の推敲　117

12章　漢字・現代仮名遣い・送り仮名　　120

Ⅰ．漢字使用の基準

1. 教育漢字（1,006字：2020年から1,026字）　120
2. 常用漢字〔(1,006字＋939字＝1,945字)－5字＋196字＝2,136字〕　121
3. 追加された196字の常用漢字　121
4. 一般社会での漢字使用の目安　123

v

5. 漢字使用上の課題　125
6. 漢字を覚える秘訣（分解・意味・こじつけ）　127
7. 間違いやすい漢字　128

Ⅱ．現代仮名遣い

1. 現代仮名遣い　134

Ⅲ．送り仮名の基準

1. 送り仮名の付け方の通則　140

13章　情報の意味の読み取りと文章化 —————— 146

1. 主語と述語、分析などによって意味を読み取る　146
2. 批判や質問をして意味を読み取る　150
3. 疑問思考によって意味を読み取る　157

引用・参考文献　162
おわりに　164
索　引　165

挿話掲載ページ

・起承転結に縛られない　14
・"字が下手"の改善方法　26
・接続詞をうまく利用しよう　47
・全人的能力「聞く - 話す - 読む - 書く」　67
・美的な行為や動機について整理する　77
・読むたびにアイデアが増える　90
・物扱いでなく人扱いで書く　94
・敬語に詰まったら尋ねる　103
・名字の異体字を正確に書く　133
・「間違いやすい」か、「間違えやすい」か　139
・文章作法「守・破・離」の3段階　145
・「書く―読み取る」両方の学び　157

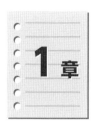

1章 文章の基本

　レポートを書くことは物作りと同じである。まず、国語辞典（電子辞書）、原稿用紙、鉛筆と消しゴムなど道具を用意する。文章を書くことは技術の一つである。文章技術は文章の理論と練習からなっている。この理論は「三分節で書く」「常体文で書く」「一つの文を40字以内で短めに書く」の三つである。そして、道具を使いこなし、文章を書くことに慣れる。この理論を利用して、わかりやすい日本語文章を書く。これで苦手な人も好きな人も書きやすくなる。

　辞典なしにレポートを書こうとすることは、歩行器なしに歩行のリハビリテーションを始めようとするようなものである。また、漢字の読みの検索ができないスマホは不完全な学習機器なので、学習には漢字辞典が収録されている電子辞書が有益である。

1．三分節法を使って書く
1）三分節法

　読み手にわかりやすい文章は3段構成である。この構成には、歴史・分析・対比・消去・問題解決の5種類の段落構成がある。500字程度の小論文は、1段や2段では読者が疲れる。4段以上だと何が論点なのかわかりにくい。完全な三分節法では1段の中を三つの文で構成する。

　書き出しは「これから……について三つ述べる」と概略を書く。すると、読み手は何の話か目途が付く。さらに、各段落の第1文にその段落の結論を書く。話が一つ、二つと進んで行くと「あと一つだ」と話の終

わりがわかる。これが読み手にわかりやすい日本語の基本である。

	1. 結論、2. 理由、3. 具体例	1. 結論、2. 理由、3. 具体例	1. 結論、2. 理由、3. 具体例
歴史的構成	過去	現在	未来
分析的構成	要素1	要素2	要素3
対比的構成	事例1	事例2	事例3
消去的構成	全ての方法を列挙	条件による消去	方法の選択
問題解決構成	問題・仮説（目標）	実践・問題の結果	実践の評価

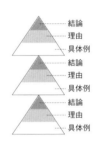

　原稿用紙1枚（20行）と指定された場合、まず全体の枠組みを作る。原稿用紙の1行目に題を書く。2行目に学籍番号と氏名を書く。「大前提・小前提・結論」のように物事は3つで意味を表すから、残りの18行（360字）を3段に分ける。すると1段が120字になる。さらに、1段の中に意味のあることを書き表すためには最低でも3文を必要とする。120字÷3文＝40字。360字という限られた空間に意味のあることを書くためには、1文を40字以内に収める必要がある。「1文40字」の根拠の一つがここにある。

　第1文に過去の結論を書く。2文目にその理由、3文目に具体例を書く。1文が40字以下になる場合もあるから、1段が4、5文になっても良い。結論は、過去・現在・未来に一つずつある。

2）計画・実行・評価（Plan/Do/Assessment）

　社会人は、計画・実行・評価という考え方をする。計画には、目標（長期目標・短期目標）が含まれる。評価には、目標の到達度と実行の有用性が含まれる。

1章 文章の基本

　歴史的構成は、患者の入院前、入院後、今後のように、過去・現在・未来という時系列にする。分析的構成は、リハビリテーションの法則・実践・評価のように、物事を要素に分ける。対比構成は、長期・中期・短期の目標のように、違うものを並べる。消去構成は、多くの目標を挙げて条件に合わないものを排除し、優先順位を決める。問題解決の過程は「問題や課題を明らかにする。仮説（目標）を設定する。実践する。結果を測定する。実践を評価する」である。これらは、大前提、小前提、結論といった論理的な推論と似ている。大前提は問題と目標、小前提は目標の実践、結論は目標の到達度を根拠にした実践の有用性の評価である。

　問題解決思考では、「結果」と「結論」の違いを正しく認識する必要がある。結果は、理学療法や作業療法を受けた人の動作の量や言葉の質の変化を測定したものである（例：〇メートル歩行できた。諦めていたが、生きていこうと思えた）。これに対して、結論は理学療法士や作業療法士が実践したその療法の有用性を価値判断したものである（……方法が有用であると言える）。

3）生活の中の三の原則

　扇谷正造が『現代文の書き方』[註1]で述べている三分節はおおまかに分けた文章構成方法である。生活の中に次のような三分節が生きていると書いている。三角形、三原色（赤青黄）、三分間スピーチ、ボクシングのワンラウンド三分間。ドッコイショの掛け声、体操の一、二、三、ホップ・ステップ・ジャンプ。「はじめポッポ、中パッパ、赤ん坊泣いても蓋取るな」（かまどで薪を燃やしてご飯を炊く時の諺）。天・知・人（俳句や短歌の懸賞）。序・破・急（能）。正・反・合（弁証法。思考の法則）。守・破・離（武芸、茶道）。

3

4）文体を常体文で書く

　レポートや論文では、敬体文（です、ます）を使用せず、基本的に常体文（である、だ）を使って記述する。しかし、提出先が敬体文を求める場合は、指示に沿って記述する。初めてのレポートを求められたら、提出前に文体や文字数、その他の執筆条件を確認する必要がある。

　ただし、常体文で書く場合に、理学療法や作業療法を受ける人に対してだけに敬意を表して、A 氏、B さん、C 児、D 君、E ちゃんと敬語を使う。共同通信社発行の『記者ハンドブック』註2) には、新聞では原則として、「氏、さん、君、ちゃん」を使う。「君」は高校生以下、「ちゃん」は主として小学校入学前に使う。小学生でも被害者の場合は使用して良いとしている。男性、女性共に「氏」を使う。他者に身内を紹介する時は「祖父母、父母、兄姉、弟妹」と呼び捨てにする。「日本語の良識」とされている新聞社の基準でレポートを書くと良いだろう。

　これは単なる形式の問題ではない。敬体文は緊張感の足りない思考の症状である。敬語は感情や情緒を伝達する役割がある。敬体文で書く文章は感情に支配されるリスクがあって、主観が入り込むスキがある。その結果として、客観性が消え、論理的明晰さが失われる。レポート・論文では心情や情緒が表れる表現を避ける必要がある。論文では「〜〜である」「〜〜でない」という論理が評価される。理学・作業療法記録は常体文で書き、手紙の類や申し送り状は敬語を使って丁寧に書き上げる。このようにして、文体を上手く使い分ける。

5）文体を統一する

　レポート・論文は常体文で書かれるのだが、さらに、文体を統一するという原則を守る必要がある。レポートの中に「……です。〜〜ます」と敬体文が使われた文章を見かけることがある。これは文体を統一するという原則に違反している。「指導者が……とおっしゃった」と書きた

くなるものだ。これは「筆者は……指導者から説明を受けた」と受動態にするといいだろう。

　敬体文は心情に流されやすい。それらを避けた表現を考え出せば、良いレポートに仕上げることができるだろう。文章を書く作業には、緊張感と集中力が必要である。文体の統一についてまとめる。

(1) 理学療法や作業療法を受ける人だけに敬語を使う（A氏）。

(2) 常体文で統一する。敬体文を混ぜない。ただし、カッコの中の会話文は「ありがとうございます」と敬体文のまま書く。

(3) 日本語で統一する。不必要な外国語を混用しない。例：up した。→アップした（向上した）。ただし、日本語で表現できない外国語はそのまま書く（リハビリテーション、セルフヘルプ）。

(4) 口語体文（現在使用されている言葉）で統一する。文語体文（明治時代の言葉：るも、にて）を混用しない。ただし、引用文の場合はそのままに転記する。

(5) 謝辞は、論文の末尾に添える本文への付け足しなので敬体文で書く。本文の末尾から1行空け、全体を5字ほど下げて書く。こうして、本文とは別の付け足しであることを明らかにする。

6）執筆上の留意点

(1) 1文を40字程度に収めて短めに書く。主語に述語を対応させるように気を付ける。そして、接続詞で文と文を繋ぐ。

(2) 厚化粧となる修飾語を少なめにする。名詞を修飾、動詞を修飾する副詞を減らす。例：大変な重役を図らずも担った→重役を担った

(3) 自分を他者の立場に置いて書き、間主観的な文にする。レポート・論文では、第一人称の「私」ではなく、第三人称の「筆者」を使う。その他、本実習性、本学生、本研究者なども使うことができる。

(4) 誤字のないように辞典で確かめる。自分では正しいと判断していても勘違いの場合がある。例：完璧（壁）、繋ぐ（繁る）は間違いやすい。
(5) 手書きの場合、楷書で丁寧に書く。代用字や簡略文字を使わない。例：門構えの略字、才→歳、后→後、服（つくりは反ではない）。
(6) 手書きの場合、レポート・論文はインクで書く。提出物は公文書の一部である。鉛筆書きは下書きとしか見做されない。
(7) 1文が60字を超える長い文を書かず、40字程度を意識する。

ただし、40字を超える必要がある場合は許される。長文を書く人は「……ので、……したところ、……なり、……なり、……なった」のように、5文節を1文に収めて、無意識的に長文を書く癖がある。これは、「……ので、……だ」と文節を二つ繋ぐ文にすると読みやすくなる。

一つの主語に複数の述語のある文は、一つの頭に複数の体を持った人間が想像され得る。これは不幸なことである。文も同じで、不幸な文を書くのを避ける。

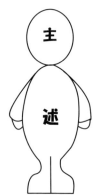

（1文が **102字と長く、良くない例文**）
　A君は自分が乗る電車の線路を書くのが得意だったので、筆者がA君に自由帳をたくさん書くように指導したところ、A君はイスに座って書くようになり、その他の学習もするようになり、集団行動ができるようになった。

（1文が **短め、良い例文**）
　A君は自分が乗る電車の線路を書くのが得意だったので、筆者はA君に自由帳に書くよう指導した（46字）。すると、A君はイスに座って書くようになり、その他の学習もするようになった（37字）。やがて、集団行動ができるようになった（18字）。

1章 文章の基本

(8) 文学とレポート・論文の違いを意識して書く。文学では虚構（フィクション）が許される。心情や情緒が重要視される。「これくらいはわかるだろう」という考えをやめて、明確な説明文を書く。レポート・論文では、言葉、行動、身の回りの状態について事実を記述する。

２．原稿用紙を使う約束を守る

（1）書き出しは1字あける

改行した時、次の行も1字あける。

（2）手書きの場合、句読点やカッコ類は行頭に打たない

［ 。、［ ）、」』］は前の行の枠外に打つ。コンピュータは自動的に文末処理をする。

	授	業	で	は	、	30	分	で	毎	回	、	原	稿	用	紙	に	書	い	た
前	に	講	師	が	説	明	し	た	注	意	点	を	思	い	出	し	な	が	ら
、	今	ま	で	一	度	も	使	っ	た	こ	と	が	な	い	段	落	を	付	け
た	り	も	し	た	。	授	業	中	に	は	国	語	辞	典	（	電	子	辞	書
）	で	、	漢	字	を	調	べ	て	書	い	た	。							

枠外に打つ
ここに打つ
ここに書く

　強調するカッコ文は改行しないで段落の中にまとめる。改行するとどこが段落の変わり目なのかが読み手にわかりにくい。これは、文学の書き方である。三分節法という「型」からすると、邪道である。

	そ	の	結	果	、	も	と	も	と	文	章	の	書	き	方	を	知	ら	な
か	っ	た	私	の	文	章	を	書	く	力	は	、	か	な	り	改	善	さ	れ
た	。	文	章	を	書	く	こ	と	に	自	信	が	な	く	、	嫌	だ	っ	た 。
だ	が	、																	
「	こ	の	講	義	で	勉	強	し	た	の	だ	か	ら	、	私	で	も	文	章
が	書	け	る	」															
と	い	う	自	信	を	持	つ	こ	と	が	で	き	た	。					

ツメル
ツメル

　文末には、開きカッコ［（］を使わない。原稿用紙の場合は［（こ］

7

のように書く。小文字の［っ・ゅ・ゃ］は［だっ］のように文末の
1マスに書く。カタカナの長音記号［ー］と中点［・］は文頭に書く。
コンピュータは、これらを自動的に処理する機能を備えている。

(3) 文中に使用する短い引用文は一重カッコ「　」でくくる

　　長い引用文ならば、引用文の前後を1行あけ、全体を1文字下げて
書く。引用符を付け、出典を明記する。このようにして盗用を防ぐ。
例：理学療法士は「症例レポート評価のポイント　6. 文章がわかり
やすい日本語で書かれている」[1] を求められる。

　　レポートならば、末尾に「引用文献一覧」を添付する。著書では章
末に添付する方法がある。著者名、著書名、出版社名、発行年、引用
ページの順が一般的だが、提出先が指定した形式に合わせる。例：

引用文献

　1) 宮原英夫監修：理学療法学生のための症例レポートの書き方、
　　朝倉書店 2015 p.6

(4) 読点は多すぎず少なすぎないようにする

　　原稿用紙の 20 字に 1 個ほどを目途にする。本書の 3 章を参照。

(5) ダッシュ（――）、リーダー（……）

　一般的には 2 マス分を使う。

(6) ローマ字は原稿用紙のマス目を無視して書く

　　原稿用紙は日本語を書くための用紙であり、ローマ字を書くための
ものではない。アルファベットはマス目を無視して書く。大文字は 1
マスに 1 字書く場合もある。算用数字は 1 マスに 2 字入れる。

(7) 一重カッコ「　」は会話文、引用文、「強調する」場合に使う

　　ただし、一重カッコの中の最後の句点は省略できる。例：「これは
うまい」。二重カッコ『　』は書名を書く時と一重カッコの中の二重
カッコに使う。例『作業で語る事例報告』、「彼は『……いません』と
言った」と覚えていた。

8

(8) 1段落の長さは120字から240字
　　5,000字のレポートの場合、1段落の長さは120字から240字くらいで改行する。意味のまとまりごとに改行すると読みやすい。
(9) レポートの文字の修正は提出先の指定に従う
　　指示のない場合は修正テープで修正する。公文書の訂正は二重線を入れて印を押し、上部に書き込む。訂正年月日も入れる。

3．文章全体の長さと段落構成
(1) 段落構成
　　序破急や首尾胴は三分節、起承転結は四分節、起承転叙結は五分節である。だから、一分節、二分節、三分節、四分節……と考える。
(2) 内容の構成方法
①両括型（初め終わりまとめ型）：要点が初めと終わりにある（演繹法）。
②頭括型（先まとめ型）：最初に要点を述べる。その理由を説明する。
③尾括型（後まとめ型）：具体的な説明をしてから最後に結論を述べる。
④中括型（中まとめ型）：要点を中ほどで述べる。
⑤隠括型（要点がどこにあるかわからない）。

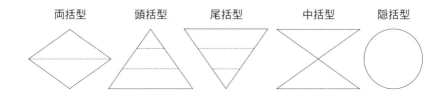

　　これらの中でわかりやすい構成は両括型と頭括型である。読み手の視点で考えると、要点から始まり説明があって最後に結論があるとわかりやすい。中括型はどこに結論があるのか読者に戸惑いを与える。

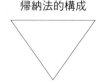

演繹法的構成　　　帰納法的構成

　帰納法は、患者に病気の告知を行なう場合や、他者に注意を指摘する時などに用いられる。まず、細かい経緯から話し始める。これは、心の準備をする時間を置くためである。「五つ教えて三つ褒め、二つ叱って善き人にせよ」という諺(ことわざ)がある。まず、褒め言葉をいくつか置く。時には、起承転結の「転」のように話題を転がす。「本題に入ってください」と、心の準備ができた頃に「実はね……」と伝える。ところが、体育会系の人はこの逆を好むようだ。

4．論文の構成は序論・本論・結論

　序論は全体を500字ほどで要約する。事例研究の構成は以下である。
序論　①全体の要約
本論　②受け持った人の日常動作や作業遂行の問題点や課題（目標）
　　　③問題の改善や目標達成のために行なった理学療法や作業療法
　　　④理学療法や作業療法を受けた人の作業や動作の変化の結果
　　　⑤結論（理学療法や作業療法の有効性の評価）

　書き出す前に、2章にある「落書き、グループ化、段落の構図」の作業をして全体の要約を書き始める。そして、章、節、段落、文の順序で全体構成をデザインする。これを箇条書きにして検討する。この練習が文章力を育てる。12枚の論文は1枚の原稿用紙から始まる。

1章 文章の基本

例文

　　文章を書くことの思い（過去・現在・未来）

　　　　　　　　　　　　　　2017　髙谷　修

　私は文章を書くことが非常に苦手で嫌いだった。それは過去ずっと続いてきた。義務教育の間、文章を書く機会は多かったが、常に低く評価されてきた。教師からの指導はなく、注意されるだけだった。このことが続いて、苦手意識が心に根付いた。

　現在でも、文章への苦手意識は強くて、とても苦戦している。その他の科目で提出するレポートは納得したものが書けていない。作業療法士という目標が見つかったが、文章力の不足を自覚している。また、文章を書く力が必要だと痛感している。

　大きな目標は実習の症例ケースレポートを書くための文章力を向上させることである。小さい目標は次の三つである。この教科書を初めから終わりまで読破する。各章の課題で積極的にレポートを書く練習をする。辞典を使って正しい漢字を習得する。

11

前ページの例文のように、ある限られたスペースに記録する場合は、三段落に分けて本論だけを述べる。しかし、レポートとして記述する場合は次のように、この本論に「前書き（要約）」と「後書き（気付き）」を加える。すると、文字数は、題と氏名で40字（2行）、本論360字（18行）、前書き80字（4行）、後書き80字（4行）で、560字（28行）になる。500字程度と指定された場合、このように、何をどれくらい書くか、バランスの良い全体の設計図を作る。

文章を書くことの思い（過去・現在・未来）

2017　氏名　○○

　このレポートでは、まず、過去と現在、私が良い文章を書けなかったことを考察する。そして、未来へ向けて、一つの大きい目標と三つの小さい目標を述べる（前書き：要約）。

……本論を省略（前ページ参照）……

　このレポートを書いて、改めて文章の苦手意識を認識した。また、目標の作り方と共に、目標を作ることの大切さに気が付いた。こうして計画的に学習を進めたら、学力が向上するに違いない（後書き：気付き）。

　次の例文は6章の課題レポートの一つである。

文章を書く思いの変化（途中評価）

2017　氏名　○○

　学習が6章まで進んで中盤に差しかかったので、途中評価を行なって、目標への到達度を確かめる。そして、目標と実践（学習方法）の妥当性を評価し、目標の修正について述べる。

1章 文章の基本

　私の問題点は文章の書き方がわからないことだった。また、人前で話をするのも苦痛だった。クラスの人達の前で自分の考えを述べるのが嫌でたまらなかった。「何をどのように」話していいか、頭の中で混乱してしまって、ほかの人に笑われるのではないかと常に恐れている自分がいた。そこで、大きい目標は2,400字のレポートが書けることとした。小さい目標は「落書き、グループ化、段落の構図」の作業だった。

　これまで自分の考えを述べるレポートをたくさん書いてきた。レポートの下書きをいっぱい書いた。すると、レポートの書き方がわかってきた。同時に、人前での話し方についても心境が変化してきた。一つ思い当たることがある。それは、人前で話をする前に必ず、話す順序と内容についてメモを作成し、それに沿って話すようにしていることである。こうすれば「正確な内容を順序立てて話すことができる」と確信した。

　後半の学習では、小さい目標は変えずに、大きい目標を5,000字の論文に変える。看護学生用のテキスト2章の初めに「文章力は教育可能な能力である」とある。引き続いて、正確に順序立てた書き方の能力を向上させたいと考えている。

　レポートの書き方がわかってきたら、話し方の問題も改善してきた。小学校以来の苦手意識を多少なりとも克服できた。これは私にとってかなり大きな成果である。

　学習の基本的な要素は、「聞く・話す・読む・書く」の四つである。理学療法士と作業療法士には、療法を受ける人の話を聞いて理解する能力、療法内容を話して説明する能力、療法記録の意味を読み解く能力、そして、行なった療法内容を記録する能力が必要である。アメリカでは大学のカリキュラム（教育課程）に必修でアカデミックライティング（論文の書き方）があるのだが、日本の大学にはないので、学生は、独学で文章を書く技術を獲得する必要がある。

練習レポート課題

1. 文章を書く思い（過去・現在・未来）

（条件：500字程度、常体文、三分節法を利用）

　1行目に課題を転記する。2行目右側に学籍番号と氏名を書く。3行目から書き始める。まず、全体の要約を書く。本論の1段目に過去の問題点、2段目に現在の問題点を分析して問題を明らかにする。そして、3段目に、未来の大きい目標と小さい目標を設定する。

　　大きい目標例：症例ケースレポートを書くための文章力を得る。文章
　　　　　　　　　苦手意識を克服する。
　　小さい目標例：三分節法を習得する。原稿用紙1枚程度を30分で書け
　　　　　　　　　るようになる。辞典を使って正しい漢字を書く。「私
　　　　　　　　　の目標は……である」と書く。
　　キイワード「問題・目標・課題（目標）」を使用すること。

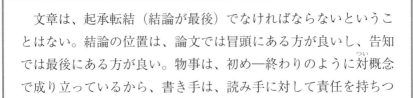

起承転結に縛られない

　文章は、起承転結（結論が最後）でなければならないということはない。結論の位置は、論文では冒頭にある方が良いし、告知では最後にある方が良い。物事は、初め―終わりのように対概念で成り立っているから、書き手は、読み手に対して責任を持ちつつ、文章の構成を自由に考えていいのである。

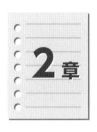

2章 書く意義と書く前の3段階

　本章では、文章を書く意義、書く前の3段階の手順、レポート課題の目的、自ら学ぶという学問の意味、グループ学習での問題解決について述べてある。

1．文章を書く意義

　第一の意義：レポートや論文、その他の文書は全て伝えるために書かれる。書き手は自分が知り得た情報を自分にも他人にもわかりやすく表現し伝えるという目的を果たすために書く。1章に、「三分節で書く」「常体文で書く」「一つの文を40字以内で短めに書く」と書いた。これがわかりやすい日本語を書くための基本である。段落構成、文体の統一、1文の長さなどを意識している人は少ない。そのために多くの人は文章苦手意識を抱いている。社会人は、Plan 計画・Do 実行・Assessment 評価という3段階思考を使って活躍している。まず、わかりやすい文章を書くというプランを立てる。

　第二の意義：文字や文章に書き表すことによって、今まで気付かなかった意味を発見する喜びがある。第二の意義は新発見の喜びである。「心の中の原稿」を文字に表した後で、「あれはこんな意味だったのか」と新発見することがある。読書が自分のおぼろげな思いをはっきりさせてくれることがあるように、文章化することによって新発

```
    文章を書く意義
1．伝えるため
2．新発見の喜び
3．心の癒し
4．出会いの楽しみ
```

15

見がある。ある学生は「実習していた時はわからなかったが、記録を書いた後でその意味が分かった」とレポートした。

　レポートの「後書き」に何を書いたらいいかわからないという学生は多い。レポートを書き綴ったら、何らかの新発見があるに違いない。その気付きを書いたら、添削者は学習者がどんな学習をしたかがわかる良いレポートになるだろう。

　第三の意義：心の苦しみや悩みが癒される。文章の理論を習得して書く練習を続けたならば、文章を書くのが苦手という劣等感が癒されるだろう。日記を書くことは心のビタミン剤という人もいる。誰にも相談できない葛藤を文章に綴ったら心が癒されるだろう。

　第四の意義：出会いの楽しみがある。レポート・記録、体験文などは施設の会報などで公表されることがある。読み手からの共感や反論は新しい発想との遭遇であり、出会いである。筆者の講義を受けた学生が自分の小学３年の子どもに三分節法の作文を教えたら、その子は作文が書けるようになったという体験をした。ここに文章を書くという作業の面白さがある。

２．書く前の３段階：「落書き」「グループ化」「段落の構図」

　レポートを書き出す前に「落書き」「グループ化」「段落の構図」という大事な作業がある。文章を書くのが苦手な人はこの作業をしていないことが多い。しかも、頭の中だけでしているために、忘れてしまうことがある。文章を書くためには作業手順がある。まず、この手順を理解する。次に、紙に書き出して全体の構図を検討する。そして、これを何回でも繰り返す。この作業手順に慣れれば、短時間でスラスラと文章が書けるようになるだろう。建物を建設する場合、まず、設計士が全体の外観から、細部まで紙の上に描き出して製図を作る。それを見て、作業員達が工事を始めるのと同じである。

1）落書き（課題に関連する言葉を書き出す）

2章の「レポート課題」は「私の問題解決の態度の考察」である。筆者は「自分で考える。相談しない。頼らない。聞かない」の傾向がある。また、「失敗する。やり直しする。無駄な労力」も付きまとう。

落書き		
自分の考え	考え相談	考えない
自分で実行	意見交換	人に頼る
聞かない	役割分担	まず聞く
頼らない	協力協働	押付ける
自分中心	報告確認	逃避する
失敗する	不慣れ	責任能力
（自律）	（調和）	（他律）

体験を文章化するために、まず、思い浮かんだことを紙に落書きする。何もせずに思い悩んでいては同じことを堂々巡りするだけの時間が過ぎてしまう。言葉、単語、文節など何でも書き出す。この作業は視覚もアイデアを生み出すように働く。ある言葉を書き出すと、次の言葉が連想されることがある。今まで思い浮かばなかった良いアイデアとの出会いもある。文章を書く作業は料理と同じようなものである。このように書き出して、まず、材料を用意する。

2）グループ化（同じ種類を集めて分類する）

次に「仲間集め」や「仲間外れ」を応用してグループ化を行なう。こうして、共通点や相違点をはっきりさせて、いくつかのグループに分類する。筆者の問題解決の態度は自律型として分類できる。すると、他律型の人のグループも分類できる。文章を書くのが得意な人は、この作業を頭の中で考えて一瞬のうちに成し遂げている。この作業を練習すれば、落書きとグループ化が同時にできるようになる。

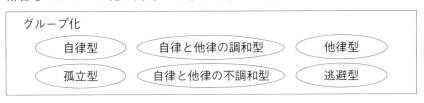

冷蔵庫の中をのぞけば、野菜のグループ、肉のグループ、魚のグループ、その他のグループと分類できる。やがて、落書きと同時にグループ化を行なうようにする。そして、メモに書いて視覚を利用して検討する。

　落書き、グループ化、段落の構図を練習したならば、理学療法や作業療法の出来事を上司に言葉で報告する際にも、応用できるだろう。頭の中で思考し、段落の構図を描いて報告する。この作業ができたら、文章力があるというレベルに達したと言える。

3）段落の構図（傾向と問題点、改善策）

　1段落は「傾向」、2段落を「問題点」とすると、3段落は改善策について述べることが思い付くだろう。自律型の欠点である失敗を防ぐには相談が思い付く。

> **課題レポートの設計図**
> 前書き（はじめに）
> 1段：傾向と具体例
> 2段：欠点の分析
> 3段：改善点
> 後書き（おわりに）

報告・連絡・相談、確認・評価は社会人に必須の手順である。他律型の責任能力の低さを改善するには、小さい勇気を振り絞ってできることを担うことだろう。調和型と言っても、未熟さが残っているだろう。逃避型、孤立型、不調和型はいっそうの努力が必要だろう。これらには、根拠となる個人の体験を書き加えると良いレポートになる。こうして全体の設計図を作る。構図ができたら、それに合わせて執筆する。途中で構図と合わないことが出てきたら、構図を修正する。

3．レポート課題の目的

1）問題解決能力の向上（失敗から教訓を学ぶ）

　レポートは何のために書くのか。当然単位取得のためである。ところで、もしも、単位取得の条件になっていなかったならばどうか。それでも、レポートは書く価値がある。レポートには科目試験では得られない学力の向上がある。試験は受動的な知識の暗記能力を求める。これに対

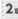 2章 書く意義と書く前の3段階

して、レポートは能動的な問題解決の創造的能力を求める。この能力が真の学力と言えるだろう。これが社会で活躍する上で役立つ能力で、この能力の向上がレポートの目的である。問題解決は次のプロセスによって進められる。

問題解決思考5つのステップと3つの評価

ステップ1　問題や課題を明らかにする。
ステップ2　解決の仮説（目標）を設定する。
ステップ3　実践する。
ステップ4　変化の結果を測定する。
ステップ5　実践の有用性を論ずる

　　問題　　　AにはBの問題があった。
　　実践　　　BについてCの目標を設定して実践した。
　　結果(1)　Bは改善した。
　　評価　　　AにはCの実践が有効である。
　　結果(2)　Bは変化がなかった。
　　評価　　　AにはCの実践が有効か無効かわからない。追究する必要がある。
　　結果(3)　Bは悪化した。
　　評価　　　AにはCの実践が無効である。
　　　　　　　計画と実践を修正する必要がある。

このように、結果によって評価は三つに分かれる。実習生は、未知の問題や未体験の実習において、常に良い結果を出せるとは限らない。ある時には失敗もあり得るだろう。この場合、途中評価を行なって、目標や実践を修正し改善して良い結果が得られるように工夫する必要がある。あるいは、最終的に失敗の場合は、その要因を分析して、目標や実践を再検討し直したレポートを書く。このように、実習や研究は、次回の実習で良い結果を得るように失敗から学ぶためのものである。失敗は、目

標と実践にいかなる修正を加えるかを示してくれるガイドである。

　嫌々書いたレポートは自分の考えに自信と責任がない。書かされたという意識で書いたレポートは自主性も主体性もない。誰かに書いてもらったレポートは偽りのレポートである。引き写しの多いレポートは複写作業にすぎない。レポートは、自分で自分の思考指導を行なって、その過程や成果を添削する人に問う自己学習の報告である。「……とは何か」を自分で自分に問い、その答えの仮説（目標）を立てて、仮説を検証し、結論に至る。この過程は科学である。書くという作業は自分の学習体験の言語化である。たとえ、失敗したとしてもその過程から明日への希望が綴られていたならば、学習したと言えるだろう。

２）分析力を伸ばす（要素分析・演繹分析・帰納分析）

　要素分析は、物事を分析してその構成要素を明らかにする分析である。人体の主要な部分は頭・胸・手である。それらが象徴する理想的な人間像は、知性・思いやり・技術とそれらが調和した人間である。

　演繹分析は、一般原理から特殊な原理を導き出す分析である。半身麻痺の患者の能力を演繹分析すると、現有能力や潜在能力が演繹できる。「学力の高い学生は予習・復習の時間が多い。学力の低い学生は予習・復習の時間が少ない」と推測できる。

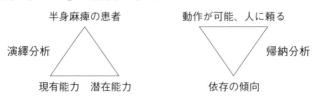

　帰納分析は、複数の要素から一般原理を導き出す。動作が可能なのに人に頼る患者を帰納分析すると、依存の傾向があると推測できる。「遅刻や欠席の少ない学生は学力が高い。遅刻や欠席が多い学生は学力が低い」と推測できる。分析力が増すと、思考力が高まり文章力が伸びる。

2章 書く意義と書く前の3段階

3）レポートの構成

　書き出しの冒頭で書く内容を要約して構図を作る。この約束に従って書き進む。この途中で構図と合わなくなったら、構図を修正する。

（1）原稿用紙2枚以上のレポート

　原稿用紙1枚が書けたら、2枚以上を書くことに挑戦する。1枚のレポートを1項目にして、これを2項目、3項目と繋いでいく。1行目に課題を転記する。2行目の学籍番号と氏名を記入する。3行目から書き出す。

　課題（例）「この講義を受けてどんな変化があったか。今後の課題」

　　　　　　　　　　　　　　　　　　　　学籍番号　氏名　○○

はじめに（70字程度1段落で要約を書く）

　（要約例）この課題について、次の3点を述べる。1. 文章の基本がわかった。2. 他者の視点で書けるようになった。3. 理学療法観が明確になった。

1. 文章の基本がわかった。今後の課題（ここを3段落で書く）

2. 他者の視点で書けるようになった。今後の課題（ここを3段落で書く）

3. 理学療法観が明確になった。今後の課題（ここを3段落で書く）

おわりに（文字調整。まとめとか気付いたことを添える）

　2,400字と指定された場合、行単位で考える。最後の行も1文字でも書いてあれば、その行が埋まったことになる。

　（実のところ、本書のレポート課題は、本書の学習者が自分の文章苦手意識を克服し、文章力を向上させるということを目的にして設定してある。つまり、自分を対象にした事例研究の一つである。自分の問題を改善する体験は、他者の問題を改善する方法として役立つだろう）。

（2）概要をまとめるレポート

　「レポートの書き出しが思いつかない」という人は多い。これは、（1）

で述べたように、全体に何が書いてあるかわかるように、「このレポートには、……について述べる」と書き出す。つまり、読み手に対するレポート（報告）になるようにする。

　執筆者の考えが求められていない場合は、概要だけを書く。引き写しではなく自分の言葉を使って書く。内容にはAとBの関係や違いについても述べる。また、Aであるだけではなく、Aでない点も言及する。また、時間的・空間的対比という考え方をすると陳述する内容が増える。

　こうしてまとめたならば出来上がりである。しかし、良い評価を得ようとするならば、別のテキストを読む必要がある。そこには課題テキストには思いもしないような内容が述べられていることがある。こうしたことを付け加えたらレポートの完成である。

3）引用・剽窃（盗用）・禁じ手の孫引き

　レポートや論文を書く場合、引用と剽窃（盗用）に配慮して記述する。長すぎる引用は禁物である。長い引用では、添削者の評価対象がレポート提出者ではなく、引用されたテキストの執筆者になってしまう。引用は全体の2割程度までと考えられる。それ以上になるとレポーターの主張ではなくなってしまう。「……によれば～～は……である」と、わかったこと、理解したことを自分の言葉で要約する。また、引用した場合にはその部分を一重カッコ「　」でくくり、引用符（「　」[1]）を付ける。最終ページに出典を明記する（本書 p.8 参照）。

　引用の目的は、1.先行研究を明らかにする、2.自説と対比する、3.自説の拠り所とする、などである。引用を明らかにすることによって、レポートの価値が高まる。反対に、引用を隠すことは偽りを報告することになる。引用した文献を明記しなければ、剽窃の罪を問われる。

　大学では、コピーアンドペーストされたレポートが大量に提出されるという。これは複写作業をしたのであって、学問をしたのではない。学生自身が書いた文章に自尊心を持てるようになるまで、アカデミックラ

イティング（レポート・論文の書き方）の練習をしたならば、他者の文章に敬意を払うようになるだろう。

　また、原著書を引用した文献から引用する、いわゆる「孫引き」は禁じ手である。引用文献は、原著書から引用する。そして、原著書を出典として明記する。「孫引き」では、引用文献に依存していることになる。原著書から引用して自立した学問の報告にする。

4．自ら学び、意欲を引き出す

1）学問は自ら学ぶもの

　通信教育には、通学とは違う、一味違った魅力がある。それはレポートの添削指導である。提出すると必ずＡＢＣＤ（Ｄは不合格）の評価がある。それにどういうことが良かったかも添えてくれる。これが嬉しい。筆者の講義は90分授業のうち60分である。残り30分は学生が課題に沿ってレポートの下書きをする。ある学生は「消したり書いたりするこの30分が楽しい」と書いていた。学問は、教えられて学ぶものではない。自ら「問うて」「学ぶ」ものである。

　自分の思考指導を自分自身で行なうのが学びである。通信教育の先生がしたように、添削して励ましの言葉を書いて、筆者は翌週に返却する。これが学生の励ましになる。筆者が受け持つ学生は働きながら学ぶ定時制の学生もいる。夜勤明けでは眠くなる。授業中に眠ってしまう。しかし後で資料を読んでレポートを提出する。まさに通信教育である。

2）学ぶ意欲を引き出す教育

　理学療法や作業療法の仕事では、教える立場になることもある。その時に、学ぶとはどういうことであるかを知っている必要がある。学ぶことは自主的で主体的な行動である。「学びたい。学ぶのだ」という意欲のある人だけが学ぶことができる。他律的な人は学びが少ない。教える

仕事には忍耐が必要である。まず、「学びたい。学ぶのだ」という意欲を引き出す必要がある。工夫が必要である。この意欲を引き出せたら、教える仕事の90％は成功したと言える。

　学問を自らするためには古代ギリシアの哲学者ソクラテスの産婆術が参考になる。彼は対話（質問と答え）によって無知の自覚を引き出し、学ぶ者が自分で答えを見つける指導を行なった。それは妊婦が自分で子どもを産むことができるようにする助産師の手助けに似ている。「教育（education）は人間の秘められた能力を引き出すことだ」と言われる。educationのもとのラテン語のエデュカーレは「引き出す」の意味である。レポートも添削者から良い批評を引き出すような作品に仕上げる。「学ぶ＝教える」である。「教える―学ぶ」の相乗作用に教育（作業療法）の可能性と魅力がある。

　書くことの四つの意義はどれも新しい自己発見が伴う。わかりやすい記録を書いている自分がいる。自分の内部から新しい自己発見があった。悲しみが慰められ、心が癒された。出会いがあった。書くことは実に楽しい作業である。

5．グループ学習での問題解決
　問題解決には、過程だけでなく「態度のあり方」が問われる。問題解決の態度には、①自律型、②他律型、③自律と他律の調和型、④孤立型、⑤逃避型、⑥自律と他律の不調和型がある。自律型は行動的でいいが、独り善がりの傾向があるのでグループ学習では失敗の恐れがある。他律型は人に聞くのでグループの和を保てるが、人に頼って行動するので責任能力は低い。調和型はチーム活動に必要な、人に頼りつつ責任を果たす調和した能力である。孤立型は自律が過ぎる場合や相談する勇気がないなど欠点を持っている。逃避型は他律が習慣化して、全てにおいて問題に対して逃避の行動を取る。不調和型は得意・不得意で行動が変わり、

一定しない。

　筆者の2012年調査によれば、学生の傾向はおおよそ、他律型58%・自律型19%・調和型15%・孤立逃避不調和型8%である。まず、各自が自分の傾向を分析して自覚する。次にグループで話し合って、それぞれの傾向を確認する。報告・連絡・相談、確認・評価を行なって欠点を克服する。そして各自ができる任務を分担し合って、問題には協力して立ち向かう。

　患者—理学療法士、作業者—作業療法士、実習生—指導者など、人が二人存在すると、パワーバランスが発生する。理学療法と作業療法は医師の処方のもとに実施される。実習指導者は、自律と他律が調和した態度を取る。もしも、実習生が他律（依存）した態度を取ったらどうなるだろうか。これは健全な対人関係とは言えない。実習指導者と実習生の健全な対人関係はどちらも自律と他律が調和した態度である。

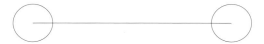

　理学療法・作業療法の実習生は無資格なので、理学療法や作業療法を独自の判断では実施せず、実習指導者の許可や指導のもとで実施する。この場合でも、実習生は、実習指導者の指導という他律的な考えと共に、自律した考えで理学療法や作業療法を実施する。

　グループ学習やチーム作業療法が成功するためには、メンバーには、自分で考えて行動する自律、グループの任務を引き受けて果たす責任、他のメンバーと協力する協働、グループに役立つ貢献、他のメンバーの労苦に対する感謝と労いの敬意など人格の成熟が必要である。そのために「事前に各自が自分の考えをレポートにして持ち寄る」「各自が自律と他律の調和に成長するように目標を持って参加する」ことが有益である。姉妹編テキスト『看護グループワークは楽しい、おもしろい』（筆者著 金芳堂 2014）に詳細がある。

練習レポート課題

1. 私の問題解決の態度の考察

　２章のレポート課題は「要素に分ける分析的構成」の練習である。本論の１段目には自分の傾向について「私は……の傾向がある」と書き出す。そしてその具体例を書く。２段目には自分の欠点について分析する。３段目には改善点を述べる。

　前書きと後書きを添えること。

　前書き例：私の問題解決の態度は自律型である。その欠点と改善点について述べる。

　後書き例：今まで自分がどのように問題解決をしてきたかを自覚した。このように考えると、行動が改善し、成長できることを確信した。

"字が下手"の改善方法

　苦手意識の原因の一つに「字が下手」がある。文字の縦線を原稿用紙の縦と横の線に、並行または垂直に引くよう試みる。文字はゆっくり、枠内に大きめに書く。これでかなり克服できる。

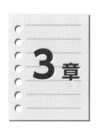

3章 論理的な読点の使い方

　この章では読点の論理について研究する。読点の機能と用途は複雑である。このため、読点の打ち方に客観的な基準を作ることができない。だから、読点は書き手の判断で自由に使われている。しかし、書き手は自分が打った読点について、読者に対して責任がある。

　ところが、原稿用紙のマス目を一つでも多く埋めるために読点を使う人がいる。読点の論理を知らず、無意識的に打っている人もいる。これでは良い文章は書けない。意識して、論理的に読点を打つ技術を自分のものにすることが本章の目的である。読点の使い方の技術は、わかりやすい日本語を書くために不可欠な知識である。

　日本語の縦書きでは読点「、」と句点「。」を使う。本書ではこの表記に従って、横書きにも句読点を使っている。横書きの日本語に句読点の代わりに、コンマ「,」とピリオド「.」を使うのも一般化している。これは横書きのアルファベット表記の記号を横書きの日本語に利用した表記法である。読点には句点を、コンマにはピリオドを統一して使う。

　また、原稿用紙の読点を打つ位置は横書きでは この場所である。縦書きでは右上に打つ。しかし、これを右側に打つ人がいる。それは、学校教育で指導されていないためである（註：読点「とうてん」と読む）。

1．読点の打ち方は客観的な基準はなく、書き手の責任
1）子どもの文では多く、大人の文では少ない

　子どもの文では読点が多く、大人の文章では少なく使われる。子ども

の文は平仮名で書かれるので、文字が付いていて読みにくい。読みやすくするために読点が必要である。しかし、大人の文は漢字やカタカナが混ざるので、読みやすさの読点は不要である。

　［例］　子ども：うらにわには、にわ、にわとりがいる。
　　　　　大　人：裏庭には二羽ニワトリがいる。

2）文学では多く、論文では少ない

　文学では読点が多く使われ、論文では少ない。文学では強調や意外な所、倒置などに読点が使われる。一方、論文ではこれらの文学的な読点は使われない。わかりやすい日本語というのは、文学的な読点を避け、論文の読点を使用した文章と言える。

　［例］　文学：彼は、歩いた（強調）。
　　　　　　　　事前に準備するので失敗したことが、ない（意外な所）。
　　　　　　　　知らなかった、それまでは（倒置）。
　　　　　論文：彼は歩いた。
　　　　　　　　事前に準備するので、失敗したことがない。
　　　　　　　　それまでは知らなかった。

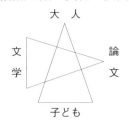

読点の数の変化の要因

　次の「おおきなかぶの」の一つだけの読点は「あまい」の強調である。しかし、この強調の読点は小学１年生には理解が難しい。これは出版社の「主観的」な読点なので、なぜ読点が必要かを質問しても答えができる児童は少ない。書き手は、読者が読みやすいように配慮して読点を打つ。しかし、文学ではこれに反した強調の読点や意外な読点が使われる。これらの読点は読者に戸惑いといら立ちを与える。繰り返されると読むのが嫌になる。国語、文章嫌いの原因の

3章 論理的な読点の使い方

一つである。

「あまい　あまい　かぶになれ。大きな　大きな　かぶになれ。あまい　あまい、大きな　大きな　かぶになりました。」

3）句点（。）は客観的な基準がない

文の終わりに打つ句点は客観的な基準がない。文部科学省の基準によると（法律文と検定教科書のみ）、文の途中でも句点を打つ。例：「どちらへ。」と言った。しかし、このようにここで切って文を続けたい場合に、［。」。］のように句点が二重になる。新聞社と出版社、一般社会ではこの句点を使用しない。例：「どちらへ」。検定教科書では「どちらへ。」の後は二重の句点を避けるために必ず改行するとしている。しかし、改行すると段落の変わり目がわからなくなる。これは文学の書き方である。「わかりやすい日本語で書く」ためには、文部科学省の検定教科書の方法を使わないで論文を書く技術が求められる。

4）読点（、）は客観的な基準がない

「主語の後に読点を打つ」という基準がある。しかし、これには論理的な根拠がない。例えば、「理学療法学や作業療法学は実践科学である」の文では意味が正しく伝わるならば、読点は必要がない。読点の打ち方について、客観的な基準を作ることができない。

5）誰が何を書くかで打ち方が変わる

執筆者には、年齢、職業、性別など違いがある。また、作品には、作文、小説、会報、新聞、会議録、レポート、論文、その他、多くの分野がある。これらすべてに共通する読点の使い方の基準を作ることは不可能である。そのために、誰が何を書くかで読点の打ち方は変わる。理学療法士や作業療法士の文章には、「大人」と「論文」の読点が求められ

る。読点が多い長文はわかりにくい。理学療法や作業療法の記録は伝えるためのものである。読み手にわかりやすい文の構造は、読点が少なく短めの文章である。

2．読点の3つの性質

1）読点の論理的性格

　読点は、係る言葉と受ける言葉の関係を明らかにする。例えば、「筆者は重症筋無力症を発症し胸腺摘出術を受けた52歳の患者を受け持った」と書いたとする。これは「私が重症筋無力症を発症した」と「52歳の患者が重症筋無力症を発症した」の二つの解釈が可能で、意味の曖昧な文である。読点を打って「筆者は（係る）、……受け持った（受ける）」とすると、「52歳の患者が重症筋無力症を発症した」ことが明らかになる。

2）読点の生理的性格

　「息の切れ目に読点を打つ」という方法がある。しかし、これには問題がある。「話し言葉」と「書き言葉」と「朗読」の間の取り方は個人差があり一致しないことが多い。多くの人に共通する息の切れ目はないと言える。またレポート・論文では「朗読」が目的ではないので、息継ぎや間のための読点は必要ない。一方、読者の視覚に配慮して、読みやすくする読点は必要である。

3）読点の心理的性格

　文学には、書き手の好みや癖、無意識で打たれる読点がある。
一重カッコを使った文の読点例：
　論文：「……効果的だ」と思った。文学：「……効果的だ」と、思った。
一重カッコを使わない文の読点例：
　論文：……効果的だと思った。

文学：……効果的、だと思った。……効果的だ、と思った。

　　　　　　……効果的だと、思った。

　　レポート・論文の読点を好みや癖、無意識に打ったのでは文学作品に
なってしまう。レポートや論文を書く時には、文学的な読点を使わない。
意識して読点を打つ集中力と緊張感が必要である。

３．主語の後の読点と一重カッコの前後の読点

　　読点に二つの原則がある。これは論理的な根拠がないので正しくない。
[原則１] 叙述の主題となる語のあとに使う。ただし、主語が短い場合
には使わない。

　　　　例：筆者は糖尿病を発症した患者を受け持った。（主語「私は」が短い）

　　しかし、この例文では、読者に「筆者が糖尿病を発症した……」とい
う誤解を与える危険性がある。「筆者は」が「受け持った」に係るとい
うことを明らかにするためには、主語が短くても読点を打つ必要がある。

　　　　例：筆者は、糖尿病を発症した患者を受け持った。

　　さらに、原則１では「主語が短い」と「主語が長い」をどのように分
けるのかが明らかではないことが問題である。例えば、「京都市左京区
の国際会館の北にある私の家は、駅から遠いまちはずれにある」は、人
によって「長い」あるいは「短い」と判断が分かれる。原則１は何文字
まで短くて何文字から長いか基準を示していない。判断を書き手に委ね
ているので、この基準は客観的ではない。

[原則２] 会話文や引用文などを「　」一重カッコで囲んだ文の前では、
必ず打つ。ただし、会話文や引用文を「　」で囲んで「と」で受ける場
合、それが述語に直接続く時には使わない。また、直接続かない時には
「と」の次に使う。

1）一重カッコの前後の読点は根拠がない

例：患者は申し訳なさそうに、「すみません。眠れないのですが」<u>と</u>言った。（「<u>と</u>」が述語「言った」に直接続く）

例：患者は「すみません。眠れないのですが」<u>と</u>、申し訳なさそうに言った。（「<u>と</u>」が述語「言った」に直接続かない）

　この文はカッコの前後の読点がなくても意味が通じる。したがって、「原則2」は、読点を打つという論理的な根拠がない。書き手の判断で自由に、読み手に対して責任ある使い方が求められる。

2）原則2の「ただし」では不都合が生じる

　「原則2」では「と」が直接続く時には、読点を打たないとしている。ところが、次の例では「とぶつ」という誤読が生じる。例：二人の意見は「どこまでもやり合う」<u>とぶつ</u>かった。これは、原則に反して「……と、ぶつかった」と、読点を打って「と」と「ぶ」を分ける必要がある。

　以上の理由で、原則1と原則2は、読点の基準として役に立たない。読点は書き手の自由と責任において使われる。

4．読点の必要度と効果

1）読点の5つの必要度

　読点の機能は「分ける」ことである。読点を打つ時は「何と何を何のために分けるのか」と考える必要がある。「分ける」必要度が高い時に打ち、低い時には打たない。中間の時には書き手の判断による。

①鳥が二、三羽飛んでいく。→鳥が二三羽飛んでいく（必要）。

②花は咲き、鳥は歌う。→花は咲き鳥は歌う（必要）。

③起きるのが遅かったので、急いで家を出た。→起きるのが遅かったので急いで家を出た（必要と不要の中間）。

　文字数が少ないの<u>です</u>ごく気にしていた（必要）。

④私の家は、町外れにある。→私の家は町外れにある（不要）。

⑤社会的、歴史的考察→社会的・歴史的考察（中点を使う）

２）読点の効果

原稿用紙１マス分の読点に５種類の効果がある。

①時間の経過を盛り込む（子どもの頃、夕方、みんな）。

②言葉の係り受けを明確にする（「２と、３の２倍は８」「２と３の、２倍は10」）。

③読点前後の言葉を強調する（彼は成功した→彼は、成功した）。

④読みやすくする（掃除洗濯買い物→掃除、洗濯、買い物）。

⑤リズムを生み出す（昨日今日明日→昨日、今日、明日）。

５．論理的な読点の打ち方

１）語順を工夫して読点を減らす

読点は、係る言葉と受ける言葉の関係を明らかにするために用いられる。しかし、読み手にわかりやすい文章には語順の工夫が見られる。語順を変えて両者の関係を明確にすれば読点は必要なくなる。

とても、人生が充実していた。→人生がとても充実していた。

解決すべき、患者の問題は何か。→患者の解決すべき問題は何か。

患者に、理学療法士もこうしたい。→理学療法士も患者にこうしたい。

この、達成すべき課題は、→達成すべきこの課題は、

自動車と、10万円の入ったバッグを盗まれた。→ 10万円の入ったバッグと自動車を盗まれた。

思いつくままに言葉を並べていって、息の切れ目で読点を打っていると、良い文章にならない。語順を考えて読点を少なくすると文章が良くなる。

２）まったく読点を使わないで文を書いてみる

　読点を使わないで書く（10字）。意味が正しくない文の場合は、語順を変える（20字）。1文は長くても50字から70字までにするとされるので文を分割する（30字）。1文が70字以上の長い文になると、主語と述語が複数になり、読み手がわかりにくくなる（40字）。文は身体に譬えることができるので、主語は頭、述語は身体となるが、文は一つの頭に複数の身体では不幸な状態である（50字）。一つの頭に一つの身体が理想であるが、一つの身体に複数の頭のある状態では不幸な事態であり、1文1主語1述語の短い文がわかりやすい（60字）。

　文も同様であり、命題論理では文章の最小単位は単文であり、単文とは1文1主語1述語であるため、単文と単文は接続詞で結ばれ、そして文章となる（70字）。

　以上の例文から、40字以上の長文は注意が必要である。一つの文を長くする理由がないなら、文は分割して短くする。文を短くすると、一つの文の読点が少なくなる。一つの文を長く書くことに文章力があるのではない。長い文は不幸な文である。

３）読み手の視覚を考えて必要最小限に打つ

　この技術習得にはパソコンが便利である。読点の移動、削除、修正などがしやすい。

４）何度も書き直す

　この作業をおろそかにしては良い文章は生まれない。読み返して修正する。「継続は力なり」である。

５）自分の文章を誰かに見てもらう

　読点の使い方は個人の好みによって違うのだから、何かを指摘してく

れるだろう。

6）クールダウン

　文章を書き上げたら、ひとまず1日か何日かそれ以上の期間、どこかにしまって置く。書き上げたすぐ後では思考が熱くなっていて、善し悪しの判断ができない。思考が冷えてから読み返すと、自分の作品をまるで他人の文章のように冷静に読むことができる。

7）具体例、対比などで文字数を増やす

　原稿用紙のマス目を埋めるための読点を使わず、改行を多くするのもやめる。具体例を書く、対比するなどして字数を増やす。原稿用紙3枚以上の場合は「小見出し」を付けると、読み手が内容を理解しやすい。

8）1文に2、3個

　読点の数は一つの文に2個か3個までである。4個以上になると、読者は意味がわからなくなる。

1個：――――、――――。
2個：――――、――――、――――。
3個：――――、――――、――――、――――。
4個：――――、――――、――――、――――、――――。

9）1行に1個程

　読点の数は1行20字の原稿用紙で、1行に1個ぐらいを目安にする。

10）「読点の間違い探し」を試みる

　新聞や本の読点の打ち方に注目すると、読書の楽しみが一つ増える。さあ、今日から読点は少なめに打とう。あなたの文章は「変わったね」

と言われるに違いない。

練習レポート課題

1. 読点の打ち方——私の場合——

課題意図：本論の１段目に過去の打ち方はどうだったかを述べる。２段目に現在の無意識的な打ち方や、多過ぎる打ち方について記述する。３段目には、未来の論理的な使い方について目標を書く。

　前書きと後書きを添えること。

前書き例：「自分の過去と現在の読点の打ち方について考察する。読点の使い方について、未来に向けて改善点としての目標を述べる」。

後書き例：「読点の使い方について、自分がいかに無知で無意識だったかを自覚した。読点の使い方を意識化し、論理的に打つ練習をすれば文章力は向上すると確信した」。

　本章は、岡崎洋三『日本語とテンの打ち方』（晩聲社 1990）を参考にした。本書は、読点の使い方に関して優れた文献の一つである。

　文部科学省は「学習指導要領」で［主語を示す「は」や「が」の後、……に読点を打って……］と指導している。これは必要な場合もあるが、主語の後に読点がなくても意味が正しく伝わるならば、読点は不要である。この基準は主観的であり、客観的根拠がない。読点は日本語特有の記号である。しかし、学校教育における読点の使い方についての指導は不充分なので、本書３章の内容はレポートや論文を書くために必要不可欠な知識の一つである。

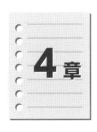

4章 良いレポートの条件

　実践科学の理学療法学と作業療法学で良いレポートを書くためには、良い体験が必要である。それと同時に、文章力が求められる。さらに、他者の立場に立って書く技術も必要である。その他、読書を多くする、作文と論文の違いを知る、推敲するなども挙げられる。

1．材料を用意する

　良い作品を書くためには、良い材料（体験）が必要である。ある学生はレポートにこう書いた。「小学校時代に賞をもらうことを目標にたくさんの作品を書かされた。表現に工夫し、いろいろな言葉を使って起承転結の構成で書いた。しかし、賞はもらえなかった。その理由が今になって分かった。その時に良い体験をしていなかったからだった」。この場合、賞の基準は、文章を書く能力（文章力）ではなく、良い体験である。

　ところが、筆者は看護学生の文章指導を長く行なってきて、良い体験ではなく、文章力に賞が与えられたという評価を目の当たりにした。ある出版社は「エッセイ」を募集していた。選者は、2007年に優秀賞に選んだ作品についてこう書いている。「［看護のテーマ］ではなかなか優劣がつけにくくても、［文章力］で差が見えてきて、Tさんの作品が群を抜いてよかった。とくにこの作品は、構成、文章、ディテールの描写のどの点でも、エッセイとして完璧といえるほどすばらしい」「理屈を表に出すことなく、本質を語るエッセイの神髄だ」[註3)]。

実のところ、このTさんは筆者の講義を受けた一人で、多くの学生と同じく文章を書くのが苦手だった。アルバイトで、死を前にした患者さんの世話をする体験があって、10回のレポートで得た文章力で書いたエッセイだった。文章力は、苦手な学生でも習得が可能なようだ。

ところで、良い材料がなければよい作品が書けないのかというと、そうでもない。「ありきたりの材料を使っても、それなりの料理を作ることはできる。それが料理の醍醐味でもある。普通の材料を良い料理にするための力が文章力だ」と学生のレポートにあった。良い作品を書く作業は、ありきたりの材料を使った料理作りに似ている。

2. 自分を他者の立場に置いて書く

経験と言語の関係は次頁1図のように、経験の幅が大きく、言語の幅は小さい。経験を文章に書く作業は翻訳に等しいほどのエネルギーを要する。

```
1. 思ったままではだめ
2. 他者の立場で書く
3. 自分を自分で批判
```

文章は作り物であり、習作（優れた芸術作品、傑作）である。感じたまま、思ったままに書いては、読み手に言いたい内容が伝わらない場合がある。良い作品にするためには、技術が必要である。

文章に書き表すには、「体験がある。言語を知っている。文法を理解している。段落構成ができる。結論を書く論理的思考力がある」が先立つ。その上に、読む人の立場、つまり「自分を他者の立場に置いて書く技術」が求められる。他者の視点がない文章は独り善がりである。読者の共感を得る作品には他者の視点がある。

学生のレポートに「学校から帰ると、母親が夕食を作っていても嫌いなものだったら嫌だと言って食べない。すると、母親は作り替えてくれる」「こんなものは食べない。金をくれと言って外食してくる」とあった。この状態では自己中心的で、未熟な人格である。

4章　良いレポートの条件

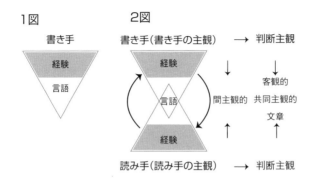

白石克己「通信学習論序説」『全人教育』より[注4]

　自我が確立していない人は自分を他者の立場に置くことはできない。自我を確立する必要がある。自我が確立すると、他者の立場で文章を書けるようになる。

　文章を書き上げた後で、自分を書き手から読み手の立場に変える。そして、「どうして、なぜ、その根拠は何か」と批判して推敲する。これは書いている時でもできる。こうして、自分を他者の立場に置いて文章を書く。これは書き手の自分と読み手の自分の対話である。

　自分を他者の立場に置いて書くための方法として「私」を「筆者」と書く方法がある。これはレポートや論文に用いられる方法である。こうして、主観的文章から間主観的（客観的）な文章にする。間主観的とは2図に示す「書き手の主観と、読み手の主観の間」という意味である。本格的な研究論文では自分を「私」とは書かない。第三人称を表す「筆者」や「本研究者」を使う。学生は「本学生や本実習生」などが使える。こうして、研究が主観的になるのを防ぐ。

　他者の立場で文章を書くことは、舞台の外で劇の台本を書く脚本家の作業のようなものである。舞台の主役は作業療法を受ける人で、作業療法士は脇役（支援者）を演じる。台本には、作業療法を受ける人の立場になって書いた到達する目標を書いてある。

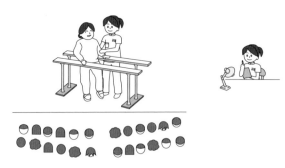

　自分のことを「私」で書いた体験文は、「私は……」と自己主張しがちになる。しかし、「筆者は……」と書き出すと、自分を他者の立場に置いて自己主張を抑える。「なぜそうなのか。その根拠は何か」と、もう一人の自分と対話しながら書き進む。自分の意見や考えを書いて、その根拠や具体例を加える。「筆者」を使って書き、根拠や具体例によって他者の立場から自分の考えを批判し、独り善がりの考えを防ぐ。

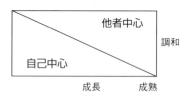

　幼い子どもは自己中心性言語が多いという研究がある。しかし、特に母親という他者と出会って、自己と他者の調整をして人格が成長する。自己中心性と他者中心性を調和していく過程が成熟である。

　4章の課題で次のようなレポートがあった。「筆者は挨拶される側に立って考えてみた。するとこのようなことは一度もなかった。この後、筆者は、クラスメイトに挨拶をして、その人達がどのように感じたのかを考えた。何日か後には、挨拶だけではなく、温かい言葉も返ってくるようになった。相手の気持ちを考えることは、その人への関心を寄せることだと気づいた。そして、人間関係も良くなることを知った」「入学しての頃は自分さえ看護師免許が取れればいいと考え、溶け込めずに

いた。しかし、グループワークを経験したら、この考えは間違っていたことに気づいた。そこで、だれとでも挨拶をし、積極的に責任を持つようにした。すると、勉強や悩み事の相談もされるようになった。クラスメイトから見た自分は、同じ目標に向かう一員として映っているようである」。自己中心性と他者中心性の調和を図ることができるように、人格が成長し成熟する必要がある。他者の立場で文章を書くという視点は、わかりやすい日本語を書く秘訣の一つである。

3．読みと闘う（自分との闘い）
1）自分でノート作りをする

　筆者は 1948 年北海道南部の山奥で生まれて育った。小学校は分校があったが高校は 8 キロの道程を夏は自転車で、冬は雪道を歩いた。20 歳で重症筋無力症が発

> 1．1 週間のスケジュール表
> 2．行動の優先順位
> 3．ノート作り
> 4．急がば回れ

症し 4 年間入院した。28 歳の時「人間とは何か」という問いの答えを求めて玉川大学の教育学の通信教育を始めた。通信教育ではレポートを提出（原稿用紙 5 枚）して合格し、次に試験を受け合格することによって単位が取得できる。レポートは 1 カ月に 2 単位のペースで提出する計画を立てていた。さて、「書く」前に「読むこと」が筆者には重要な仕事であった。まず読めない漢字があった。意味のわからない日本語や、カタカナ外国語が出てきた。やさしいテキスト、難しいテキストといろいろである。自分に書けそうなテキストから取り組んだ。それでも必修で履修を避けられないテキストが多かった。

　何度、目を通してもどうにもわからないテキストが何冊かあった。まず 1 週間のスケジュール表を作った。行動の優先順位を考えて、その中に通信教育の時間を確保した。読みや意味のわからない漢字は辞典で調べ本の余白に書き込んだ。そしてノート作りから始めた。テキストは何

41

を言っているのか理解した内容を自分の言葉でまとめた。ノートは電車の中でも読み返した。意味がわからなければ修正した。玉川大学を6年かけて卒業した後、佛教大学の社会福祉学を通信教育で学んだ。その時のテキスト『社会福祉方法原論』は特に難しかった。コツコツとノートを作って14枚2単位のレポートを提出できるまでに半年かかった。

　筆者には「読み」も闘いだった。頭の中が「錆びて」いるような感じだった。通信教育の自己学習は頭の中の「錆落とし」のようなものである。「教育とは自分にないものを外部から取り入れることである」とも言われる。簡単なようだが難しい。取り入れるにあたって道具（言語）がないのだ。まず道具の手入（錆落とし）からやらなくてはならなかった。技術（理解）も乏しい。急いでいても回れである。最も遠回りの道が最も近い道であった。評価はＡで、教授の温かな励ましの言葉が添えられてあった。テキストの中には書き込みがいっぱいできていた。背表紙が汚れていた。その時の書き込みを見ると、今でも喊声やうめき声が聞こえてくるような気がする。

２）読みには秘訣がある

　第一に、読んで理解できるには経験と知識が必要である。老人や障害者の介護、ボランティアなどの体験はテキスト内容の理解を助ける。また、理学療法や作業療法と関係のない分野の本や新聞などの知識もテキストを理解する上で役に立つ。

　第二に、当たりを付けて読む。本を読み始めるとどうしても、本のペースに引き込まれやすい。この本はどんな本なのか、社会学なのか道徳の本なのか当たりを付けておくと引き込まれにくくなる。

　第三に、課題意識を持って読む。本は一般的に答えを探すとか何らかの目的を持って読む。課題意識を忘れずに読むと、学習もはかどる。講義に出る前に課題意識を持って「国家試験出題集」に目を通して授業に

臨んだら、学力はより向上するに違いない。文章力のある人は読書量が多い。

4．作文とレポート・論文との違いを理解する

1）作文の基本は、5W 1H（When, Where, Who, What, Why, How）

　ただし、この要素はレポート・論文にも利用される。作文の範囲は研究文から、感想文や体験文、架空作品も含まれる。アサガオの観察日記は研究文である。行事の報告文も書く。また、虚構の文学作品も作る。体験文は、主観的な「思った。感じた。したい」などの心情や情緒、決意も表現する。文体は敬体文でも、常体文でも書く。さらに、作文では様々な文が利用される。論文に使う文に加え、重文、倒置文、疑問文、命令文、感動文が使われる。

2）レポートは事実の報告が目的

　患者や実習生が「言った言葉、為した行為、身の回りの状態」について詳しく記述すれば、事実を報告したことになる。実習レポートでは、①受け持った人とその問題や課題、②解決のために行なった療法、③受け持った人の結果の3点を書けばレポートになる。事実を事実通りに報告している。しかし、「辛かった」と個人感想を加えるとレポートではなくなってしまう。これに「考える。思う」個人的判断は加えることができる。

3）論文は問題解決が目的

　実践科学の論文は「……とは何か」と問題を設定して、その答えの仮説（目標）を立てて、答えを探す。この答えが結論である。論文は原因を追究し、法則を探究する目的がある。ここにも「感じた。したい」など個人的な感想は入る余地がない。「筆者は」と自分を他者の立場に置

いて書く。常体文（……である）で書く。したがって、論文で使う文は単文、複文、平叙文、断定文、推量文などに限定される。レポートと論文は、作文とは違うものであることを意識して書けば良いものが書けるだろう。

　レポートに結論を加えると論文になる。上の②に説明した療法に、④行なった療法の有効性を述べると結論になり、論文となる。感想や個人的決意の入り込む隙間はないのが論文の特徴である。

5．その他の秘訣

1）逆接でメリハリを付ける

　文章にメリハリを付けるのは逆接の接続詞「しかし、ところが、けれども」などである。「……は〜〜である」という表現が続くと、平板な感じの文章になる。執筆者が自分一人の意見を述べていくと、偏った主張になりがちである。読者は「どうもちがうぞ」と反対意見を言いたくなる。その時に、「ところが」と逆接の接続詞が出てくると、読者は「待ってました」と興味を引かれる。そこで、執筆者は今まで書いて来たことに反対意見を持つ読者を登場させて議論を展開する。こうすると、読者はこの結末はどこに行くのだろうか」と読むのが楽しくなる。読者の視点で論を進めると、独り善がりを防ぎ、良い作品に仕上がる。

2）心の引き出しを整理する

　我々は、心（知性・情緒・意思）によって考える。そして体験したことを「心の引き出し」に記憶している。体験の記意は、文章を書くための宝物のようなものである。「心の引き出し」の中を「古い体験」「新しい体験」「未来の体験」と整理する。

　整理し、分類することは「分析」である。箪笥の「引き出し」は縦と横に並んでいる。その中にも、さらに細かく整理して入れられる。「古

い体験」は、さらに「心に残った体験」「楽しかった体験」「辛かった体験」などに分類する。

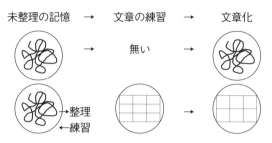

筐笥には思い出がたくさん詰まっている。「心の引き出し」に記憶された体験を整理する。これが文章力を育てる。文章を書く能力は、先天的な能力ではなく学習によって習得する後天的な能力である。

3) 推敲を行なう（11章も参照）

書き上げたすぐ後では、考えがオーバーヒートしているから、何日間か間をおいてクールダウンしてから推敲する。推敲はもう一人の自分との対話である。「なぜ、どうして」と問いかける。そして、答えを書く。

(1) 常体文で統一

「です。ます」があったら常体文（である）に訂正する。敬体文（です。ます）は緊張感と集中力が不足した証拠である。

(2) 1文40字程度

中止法（「……し、……し、」「……が、……が、」）をやめる。「……が……」は順接でも逆接でも使えるので、意味が曖昧になる。「……し、たり、……が、……ので、……また、……した」などの長文は分割する。「……こと…こと」「……のため……ため」「……のである」「……からである」の繰り返しを避ける。

(3) 短文、接続詞

短文はレンガである。接続詞はセメントである。文章はレンガで建物

を立てることに似ている。大きな石（長文）は重くて動かせない。1主語に1述語が対応している短い文がわかりやすい。

（4）主語に述語を対応させる

主語は省略しない。日本人は無意識的に主語を省略する癖がある。論文は自己主張でもあるから、誰が何をしたのか、何をしなかったのかを明らかにする。

（5）名詞を修飾する形容詞や、動詞を修飾する副詞は少なく

修飾語のない文章はシンプルな感じになる。お世辞も媚びもなくなる。シンプルが最良（Simple is best）である。

（6）段落の長さ300字程度

形式的に決定できないが、2,400字以上のレポートでは300字くらいが読みやすい。

（7）繰り返しを避ける

文章には、一度使った単語や言い回しを二度繰り返さないという文章上の美意識がある。そのためには「別な言葉で言い換える。省略する」などの工夫をする。

（8）国語辞典・漢和辞典

電子辞書は活用できる良い道具である。「医療用語辞典」も手元に置いて専門用語を確認する。

（9）学ぶは「真似ぶ」が語源

まず良いものから学ぶ。やがて、独創的な自分の作品が書けるようになるだろう。

（10）消しゴムのカスの処理

机から払い落とす行為は、他者の立場から見ると考え直す必要がある。書いて消す作業は思考や生き方の修正に似ている。書き直された文章は新しい道を示すだろう。

4章 良いレポートの条件

練習レポート課題

1. 他者の立場からの自己考察

1段目は、「○○から見た自分について考察する」と書き始める。そして「私は「……」と言われたことがある」と続ける。その場面や内容を対話するように書く。2段目は、問題点や反省点を分析する。3段目は改善点を明らかにする。キイワードの「分析」を使用すること。

前書きと後書きを添えること。

前書き例：「このレポートは、友人から見た自分を考察し、問題点と 改善点について考察してある」。

後書き例：「いままで対人関係に悩んでいたが、それを改善する方法 が見つかった」。

接続詞をうまく利用しよう

順接………だから　それで　そこで　ゆえに　したがって

逆接………しかし　ところが　けれども　にもかかわらず

累加並立…さらに　しかも　それから　なお　また　および

選択………それとも　あるいは　または　もしくは

説明補足…なぜなら　すなわち　つまり　ただし

話題転換…ところで　さて　では

（一般の文書は全て平仮名で書く。ただし、2010年の「内閣告示」によると法律と公文書のみ「及び、並びに、又は、若しくは」の4語を漢字で書く）

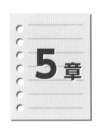

5章 理学療法観の書き方

　理学療法観は、ある個人が自分の体験を整理分析し理論化して書かれたものである。本書では、理学療法観という言葉を「理学療法についての考え方」という意味として使用する。理学療法は広義と狭義の意味で用いられる。例えば、家庭で誰かが家族の者に治療体操やマッサージをすることは広い意味での理学療法である。理学療法士が病院や施設で障害者に治療体操やマッサージをすることが狭い意味での理学療法である。

　子どもは親に育てられ、「受身」の立場で成長する。これに対して、親の立場は「能動」（見守る、与える）である。やがて、子どもが学生となり理学療法士になると、受身から能動の立場になる。だから、理学療法士観を能動の立場で書く。

1．理学療法の定義・対象となる人・理学療法の目的
1）理学療法の定義

　「理学療法士及び作業療法士法」に、理学療法の対象となる人々、理学療法の目的、理学療法の定義がある。[この法律で「理学療法」とは、身体に障害のある者に対し、主としてその基本的動作能力の回復を図るため、治療体操その他の運動を行なわせ、及び電気刺激、マッサージ、温熱、その他の物理的手段を加えることをいう]（第2条の1）。

2）理学療法の対象となる人（身体障害者）

　身体に障害のある人は、「身体障害者福祉法」第4条によると、「身体

障害者とは、別表に掲げる身体上の障害がある18歳以上の者であって、都道府県知事から身体障害者手帳の交付を受けたものをいう」と定義されている。「身体障害者福祉法施行規則」の「別表第5号」には、視覚障害、聴覚障害、平衡機能障害、音声機能・言語機能・咀嚼機能の障害、肢体不自由の障害、その他、一般に内部障害と言われる、心臓、腎臓、呼吸器、ぼうこう、直腸、小腸、ヒト免疫不全ウイルスによる免疫の障害、肝臓の機能の障害を定めてある。この内部障害は「日常生活がほとんど不可能なもの」と限定されている。

3）理学療法の目的（基本的動作能力の回復）

　理学療法の目的は「身体に障害のある者の基本的動作能力の回復を図ること」である。「動作」という言葉は、身体の日常生活動作（activities of daily living）、手足の動作（movement of hands and feet）、移乗動作、駆動動作、起立動作という表現で用いられる。本書では、障害がない場合に動くことができる手足や身体の動作を「基本的動作」という。

　理学療法を実施すると、「良い成果が出た」「変化がなかった」「悪い結果になった」という三つの結果が伴う。「変化がない」や「悪い結果」を避けるには、診断評価時の目標設定に工夫を加える必要がある。期限付きで現実的、達成可能な目標を設定する。

2．帰納的思考と演繹的思考による理学療法観

1）理学療法観を作り出す

　「〜〜観」とは「考え方」「捉え方」の意味である。「理学療法観」と言った場合、理学療法理論、理学療法歴史、理学療法教育、理想の理学療法士像などが含まれる。本書では、「理学療法理論」と「理学療法士の役割」に焦点を当てて理学療法観の書き方を述べる。

　理学療法を狭義で考えると、有資格者の理学療法士が施設などで理学

療法を受ける人に提供する理学療法である。これを広義で考えると、無資格者、つまり、実習生などによって提供される治療体操、運動、電気刺激、マッサージ、温熱なども理学療法である。

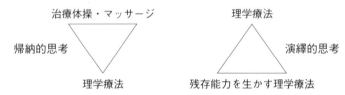

理学療法を帰納的に考えると、「理学療法とは理学療法士が理学療法を受ける人に理学療法を提供することである」のように一つの理論に収束してしまう。反対にこれを演繹的に考えると、「様々な理学療法の理論」が現れる。このように、自分の体験から理学療法の理論を考え出す。すると、残存機能を生かす理学療法、潜在能力を引き出す理学療法のように、様々な理学療法の理論が創り出される。

利き手が不全麻痺になった人の場合、わずかに残った利き手の機能を役立てて「残存機能を生かした理学療法」が実施される。例えば、その主婦が料理作りの仕事ができたならば、基本的動作能力がある程度回復したので、この理学療法は有用であったと言える。

理学療法の理論は、各自の体験を根拠にして作り出すものである。それは一つだけ存在するのではなく複数存在する。しかも、多くの理学療法の理論を持った人は良い理学療法を提供することができる。本書では、このような理論を総称したものを理学療法観と呼ぶ。

2）理学療法観の例
[理学療法を受ける人の基本的動作能力の回復を図る]
　　残存能力を生かす理学療法　　現有機能を役立てる理学療法
　　潜在能力を引き出す理学療法
　　理学療法を受ける人が中心になされる理学療法

5章 理学療法観の書き方

[理学療法士の役割]

　　必要としていることを提供する理学療法

　　その人らしさを尊重した理学療法

　　理学療法士が理学療法を受ける人と協働する理学療法

　　相談して目標を作って実行する理学療法

　　短期目標と長期目標を作って実行する理学療法

　　理学療法を受ける人が存在価値を見出す理学療法

　　苦難に意味を見つける理学療法　　　思いを共有する理学療法

　　可能性を見つける理学療法　　　気遣いの理学療法

　　人生に寄り添う理学療法　　　自立を支える理学療法

　　意欲を高める理学療法　　　自尊心を尊重した理学療法

　　共感する理学療法　　　共有する時間を大切にする理学療法

　　理学療法を受ける人と共に、理学療法士も成長する

　　人間を身体的・精神的・道徳的・社会的存在と見る理学療法

　　人間を頭（精神力）・手（技術力）・胸（心情力）の調和した存在と捉える

3）「私の体験」と「私の理学療法観」

　理学療法観は体験を根拠にして書かれる。「私の理学療法観」の根拠は「私の体験」である。「私の理学療法観」を書く作業の前に、理学療法観の源となる体験が必要である。例えば実習の体験でも理学療法観が書ける。実習で半身完全麻痺の患者を受け持った。回復は理学療法の目的とならない。病気や苦難は、それはそれとして受け入れざるを得ない。では、質の高い人生を送ることは何か。この苦しみには何か意味があるに違いない。苦しみに意味を見つけ出すことである。そうすれば苦しみを克服できる。「私の理学療法観は苦難の意味付けである」となる。苦難の意味はいろいろあるが、「障害を受けて同じような苦しみにある人の気持ちがわかるようになった。苦しみにある人に共感できる」という

のが一般的である。「……病気や苦難に立ち向かえるように……体験の中に意味を見つけ出すように……援助する」。この考えはトラベルビーの考えである。自分の体験がトラベルビーの理論と繋がる。それは溯って、V・E・フランクルの理論である（フランクル『夜と霧』――ドイツ強制収容所の体験記録――みすず書房）。

　「私の体験」を「書く」「分析する」「理論化する」の作業を行なう。理学療法観に、自分の体験を書かずに論理だけを初めから終わりまで書いたなら、これはオリジナリティー（独創性）がない。理学療法学は、理論科学ではなく、いかなる行為（治療）をしたかを研究する実践科学であるから、理学療法観には、根拠となる自分自身の理学療法行為すなわち体験を書く必要がある。

3．全体の構成（題・第1文・体験・理学療法士の役割）

1）題の付け方（本題と副題を付ける）

例：私の理学療法観（基本的動作能力を回復する理学療法）

　題には、本題と副題を付ける。副題は、患者に提供する理学療法を書く。理学療法を必要とする人は障害のある人であるから、理学療法士がどのような理学療法を提供するかという視点で題を設定する。

(1)「〜〜しない理学療法」という否定的表現を避ける

　このような題は、「何をどうするのか」という肯定目標が欠けているので不完全な表現である。読み手は「じゃ、どうする理学療法なの」と疑問が湧く。次のように工夫して書き換える。

「理学療法を受ける人を寝たきりにさせない理学療法」→

　　　　　　「理学療法を受ける人の可能性を引き出す理学療法」

(2)「笑顔で接する理学療法」は避ける

　これは「理学療法を受ける人にどうなってほしいか」という視点がない理学療法観である。押し付け理学療法の傾向がある。理学療法を受け

る人に対して、理学療法士に必要な能力は理学療法の「知識・技術・思いやり」である。障害を負って間もない場合、理学療法を実施しても思うようにはかどらないで苦悩している人は、笑顔でいる理学療法士に怒りをぶつけるかもしれない。笑顔は優先順位で考えると、ずっと後の方である。理学療法を受ける人の「笑顔を引き出す理学療法」とすれば、良い理学療法観である。そのための知識と技術とそして温かい思いやりが必要である。

(3) 題を見ただけで内容がわかるように工夫する

「理学療法の目的」→「できないことをできるようにする理学療法」

「観察を行なう大切さ」→「現有機能を生かす理学療法」

2) 書き出し（全体の要約）

第1段落の第1文は、「私の理学療法観は、……する理学療法である」と書き出す。このように主テーマから書き始める。そして、60字程度の説明を加える。こうすれば読み手は「題」か「冒頭文」を読むだけで、どのような理学療法観について述べてあるかがわかる。

3) 根拠となる体験を書く（6～10行で1段落にする）

第2段落以降は、題に書いた理学療法観の根拠となる体験を書き綴る。ボランティア活動、実習で受け持った患者の理学療法など、体験を綴って理学療法観に独創性を添える。書き詰まったら、共通する同様の理学療法観を書き足す。第1文にテーマを書いてあるから、これに関係ある内容を文字数に達するまで付け加える。

4) 結論には「理学療法士の役割」について述べる

結論には、理学療法士の役割について述べる。この結論は副題と同じものである。「基本的動作能力の回復を図ることが理学療法士の役割で

ある」と結ぶ。こうすると、第1文の「理学療法観」と、文章末の「理学療法士の役割」が調和して全体のまとまりが良くなる。

4．理学療法を受ける人が中心になされる理学療法

　理学療法士が理学療法観を求められるのは、理学療法士が患者にどんな理学療法を提供するかを明らかにするためである。だから、患者を中心にしてどんな理学療法を提供するかを理学療法観に書く。理論のない理学療法は患者を見失う。おそらく、業務の対象（人格のある人ではなく、存在する物の一部）と見るようになるだろう。良い理学療法士が良い理学療法を行なうのではない。良い理論を持った理学療法士が良い理学療法を行なうのである。

　理学療法の目標設定では、「患者は……できる」のように、「患者」を主語として設定する。そして、この目標を達成するために「理学療法士は……を治療する」と目標を設定する。これが患者中心の理学療法である。理学療法士を主語にして目標を設定すると、「理学療法士は、患者に……をさせる」となり、理学療法士中心の理学療法になってしまう。

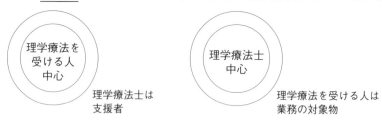

5．理学療法士に必要な「知性・心情・技術」

　19世紀スイスの教育者ペスタロッチは、人間の根本能力を頭・胸・手に代表される知性・心情・技術とした。彼の教育の目的はこの三つの根本能力を発展させ、人間を一つの全体へと完成することである。理学療法は、理学療法士の冷静な頭脳と温かな心、そして、熟練した手に

よって提供される。これらの科学的知識、倫理的配慮、そして、理学療法の技術は調和して発展させる必要がある。

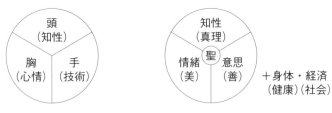

また、小原國芳の全人教育論では次のように考える。心は知性・情緒・意思からなっている。これらは真・善・美の価値を求める。これは聖という価値そのものである。これら四つの普遍価値は、科学教育・道徳価値・芸術教育・宗教教育によって実現する。健康と経済はこれらを実現するための手段価値である。これは健康教育と社会教育によって実現する。理学療法士は、科学、道徳、芸術、宗教、健康、社会の価値の調和した人格を目指す。

練習レポート課題

1. 私の理学療法観（800字。常体文）

題：本題と副題を付ける。書き出しの第1文は「私の理学療法観は、……である」と書き出す。その説明文を加える。そして、根拠となる体験文を書く。最後は、理学療法士の役割について述べて結ぶ。今までのような「前書き」と「後書き」は不要。

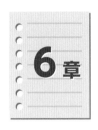
6章 作業療法観の書き方

　作業療法観は、ある個人が自分の体験を整理分析し理論化して書かれたものである。本書では、作業療法観という言葉を「作業療法についての考え方」という意味として使用する。作業療法は広義と狭義の意味で用いられる。例えば、母親による幼児のトイレットトレーニングの支援や平仮名の読み書きの練習支援も広い意味での作業療法である。作業療法士が病院や施設で障害者の能力を回復させるために実施する手芸や工作その他の作業が狭い意味での作業療法である。

　子どもは親に育てられ、「受身」の立場で成長する。これに対して、親の立場は「能動」(見守る、与える)である。やがて、子どもが学生となり作業療法士になると、受身から能動の立場になる。だから、作業療法士観を能動の立場で書く。

1. 作業療法の定義・対象となる人・作業療法の目的
1) 作業療法の定義

　「理学療法士及び作業療法士法」に、作業療法の対象となる人々、作業療法の目的、作業療法の定義がある。[この法律で「作業療法」とは、身体又は精神に障害のある者に対し、主としてその応用的動作能力又は社会的適応能力の回復を図るため、手芸、工作、その他の作業を行なわせることをいう](第2条の2)。

　この法にある「その他の作業」を考えてみると、園芸、買い物、洗濯、炊事、整容、日常生活の金銭管理、食事や運動などによる健康管理、グ

6章 作業療法観の書き方

ループミーティング、アルコール依存症や薬物依存症からの脱出プログラム、対人関係訓練作業、SST（Social Skills Training）など様々な作業が考えられる。

2）作業療法の対象となる人（身体障害者・精神障害者）

　「障害者基本法」（第2条）によれば、障害者は、身体障害者、知的障害者、精神障害者、その他の心身の機能の障害者である。この内、身体障害者と精神障害者が作業療法の対象となる。

　「身体障害者福祉法」第4条によると、「身体障害者とは、別表に掲げる身体上の障害がある18歳以上の者であって、都道府県知事から身体障害者手帳の交付を受けたものをいう」と定義されている。「身体障害者福祉法施行規則」の「別表第5号」は、視覚障害、聴覚障害、平衡機能障害、音声機能・言語機能・咀嚼機能の障害、肢体不自由障害、その他、一般に内部障害と言われる、心臓、腎臓、呼吸器、膀胱、直腸、小腸、ヒト免疫不全ウイルスによる免疫の障害、肝臓の機能の障害を定めている。この内部障害には「日常生活がほとんど不可能なもの」と限定されている。

　精神に障害のある人は、「精神保健及び精神障害者に福祉に関する法律」（第5条）によれば、統合失調症患者、精神作用物質による急性中毒又はその依存症患者、知的障害者、精神病質その他の精神疾患患者である。「精神保健及び精神障害者に福祉に関する法律第18条第1項第3号の規定に基づき厚生労働大臣が定める精神障害及び程度」（1988年厚生省告示第124号。2014年改正）によれば、「その他の精神疾患患者」として、躁鬱病、児童・思春期精神障害（18歳まで）、症状性若しくは器質性精神障害（老年期認知症を除く）、老年期認知症のある人が定められている。

　「その他の心身の機能の障害者」には、発達障害者が含まれる。「発達障害者支援法」（第2条）によれば、「発達障害とは、自閉症、アスペル

ガー症候群、その他の広汎性発達障害、学習障害、注意欠陥多動性障害」とされている。「同法施行令」で定めるものに「これに類する脳機能の障害であって、その症状が通常低年齢において発現するもののうち、言語の障害、協調運動の障害」としている。政令で定める「同法施行規則」は「心理的発達の障害並びに行動及び情緒の障害」としている。

知的障害者福祉法（1998 年、精神薄弱者福祉法より改正）は、知的障害のある人の福祉について定めている。

3）作業療法の目的（応用的動作能力・社会的適応能力の回復）

作業療法は、「応用的動作能力」と「社会的適応能力」の回復を目的に行なわれる。この二つの能力についても、詳しく考察する必要がある。

（1）応用的動作能力の回復（動作 movement）

「動作」という言葉は、手足の動作（movement of hands and feet）や身体の日常生活動作（activities of daily living）という表現で用いられる。「応用的動作」の意味は、基本的な手足の動作や身体の日常生活動作を応用した動作と考えられる。例を挙げてみる。利き手の機能を失った人が別の手で代用する。指の機能を失った人が手でスプーンを工夫して使う。両指の機能がない人が足の指で代用する。視力を失った人が点字で読み書きを行なう。聴覚言語機能を失った人が手話で会話する。基本的な動作の機能を失った人が残存機能や現存機能を代替動作として社会復帰に励む。本書では、これらを応用的動作と言う。

（2）社会的適応能力の回復（適応 adaptation）

「社会的適応」という用語にも広い意味がある。例を挙げてみる。精神の病で長期に社会的な入院をしていた患者が「社会的適応能力の回復」を目標にするといった場合、まず、退院して一人暮らしすることが社会的適応の第一歩である。そのためには、様々な能力を必要とする。買い物、食事作り、洗濯、掃除、新聞の勧誘を断わる、燃えるゴミと資

源ゴミの分別、曜日ごとに出す、家賃や生活費の自己管理、電車の切符を買う、バスの料金を支払うなど多くの能力を回復する必要がある。

また、脳梗塞や脳内出血の後遺症で軽度の半身麻痺になって職業を失った人の場合の「社会的適応」は、身体の現有機能に合った職種に就くための職業訓練が考えられる。この場合には、新しい技術や知識の習得を必要とする。精神的、心理的な適応も求められる。

2. 広い意味の「仕事 occupation」、狭い意味の「作業 work」

日本語の「仕事」と「作業」という言葉の意味を整理して定義付けを試みてみる。「仕事」は広い意味の文脈で用いられ、「作業」は狭い意味の文脈で用いられる。例えば、「仕事」は、縫製の仕事という文脈で用いられ、「作業」は、布を裁断する作業、針に糸を通す作業、ボタン付けの作業などの文脈で用いられる。縫製の仕事や手芸品を作る仕事は、裁断の作業、針に糸を通す作業、ミシン掛け、ボタン付け、その他の作業によって構成される。仕事という概念は作業という概念を含み、作業という概念は仕事という概念に含まれる関係にある。

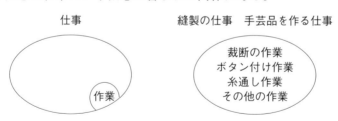

「仕事」と「作業」という言葉の使い方について、一人で作品や製品を作り上げる場合は、「手芸の作業」「縫製の作業」や「針に糸を通す仕事」「ボタン付けの仕事」という言い方はしない。複数の人々で分担して作品を作り上げる場合は、「糸を通す仕事、ボタン付けの仕事」と言う場合がある。しかし、これらは作品を作るという仕事の一部なので、事実上、作業をしたという意味である。職業という文脈では、「縫製工

場で作業をしている」という言い方はしない。「縫製工場で仕事をしている」という言い方がなされる。

　以上の考察から、「仕事」は、どちらかというと、職業や労働の文脈で多く使用される。また、「作業」は、職業における労働を遂行するための業務の一部の文脈で使用される。

「労働」の定義：人間が自然に働きかけて生活手段や生産手段を作りだす活動。(labor, work)

「労働力」の定義：生産物を作るために費やされる人間の精神的および身体的な諸能力。雇用主と労働者の間で雇用契約が結ばれ、賃金が支払われる。(labor force)

「労作」の定義：一般的な定義；労働。労作。

　教育学における労作は「苦労」「創作」の「労」「作」である。労作は、目的活動であり、奉仕し人格が陶冶される活動である（『看護学生のための教育学』髙谷修 金芳堂 参照）。

「仕事」(work, job, task, business, career, occupation, vocation, position, labor)：主に、職業、業務を表す。

　仕事場、仕事始め、遊び仕事、荒仕事、入り仕事、お役所仕事、片手仕事、店仕事、力仕事、賃仕事、手仕事、手間仕事、庭仕事、野良仕事、初仕事、日仕事、ひと仕事、骨仕事、水仕事、儲け仕事、やっつけ仕事、夜仕事、藁仕事。

「作業」(work, operation)：仕事の一部。

　作業工程、作業員、作業服、作業室、作業台、作業場、作業班、流れ作業、手作業、軽作業、農作業、作業療法、作業療法士。

3. 帰納的思考と演繹的思考による作業療法観

1）作業療法観を作り出す

　「〜〜観」とは「考え方」「捉え方」の意味である。「作業療法観」と

6章 作業療法観の書き方

いった場合、作業療法理論、作業療法歴史、作業療法教育、理想の作業療法士像などが含まれる。本書では、「作業療法理論」と「作業療法士の役割」に焦点を当てて作業療法観の書き方を述べる。

作業療法を狭義で考えると、有資格者の作業療法士が施設などで作業療法を受ける人に提供する作業である。これを広義で考えると、無資格者、つまり、実習生などによって提供される手芸や工作、その他の作業も作業療法である。「理学療法士及び作業療法士法」によれば、作業療法を受ける人は「身体又は精神に障害のある者」である。

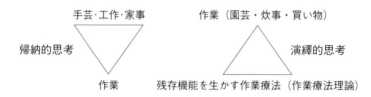

作業療法を帰納的に考えると、「作業療法とは作業療法士が作業療法を受ける人に作業を提供することである」のように一つの理論に収束してしまう。反対にこれを演繹的に考えると、「様々な作業療法の理論」が現れる。このように、自分の体験から作業療法の理論を考え出す。すると、残存機能を生かす作業療法のように、様々な作業療法の理論が作り出される。

利き手が不全麻痺になった人の場合、わずかに残った利き手の機能を役立てて「残存機能を生かした作業療法」が実施される。例えば、その主婦が料理作りの仕事ができたならば、その残存機能が、応用的動作、あるいは、社会的適応動作を獲得できたので、この作業療法は有用であったと言える。作業療法の理論は、各自の体験を根拠にして作り出すものである。それは一つだけ存在するのではなく複数存在する。しかも、多くの作業療法の理論を持った人は良い作業療法を提供することができる。このような理論を総称したものを作業療法観と呼ぶ。

２）作業療法観の例

[作業療法を受ける人の応用的動作能力の向上]

　残存機能を生かす作業療法　　　　現有機能を役立てる作業療法

　現有能力を生かす作業療法　　　　潜在能力を引き出す作業療法

　作業療法を受ける人が中心になされる作業療法

[作業療法士の役割]

　必要としていることを提供する作業療法

　その人らしさを尊重した作業療法　　可能性を見つける作業療法

　健康な側面に視点をおいた作業療法　遊びを取り入れた作業療法

　作業療法士が作業療法を受ける人と協働する作業療法

[作業療法を受ける人の社会的適応能力の向上]

　自分で目標を作り達成する作業療法

　短期目標と長期目標を作って実行する作業療法

　小遣い帳を付けて金銭管理する作業療法

　作業療法を受ける人が存在価値を見出す作業療法

　苦難に意味を見つける作業療法

　体重管理表を作って自己管理する作業療法

　作業療法を受ける人がより良い作業的な存在になる作業療法

[作業療法士の役割]

　相談して目標を作って実行する作業療法

　傍にいる作業療法　　　　　　　思いを共有する作業療法

　人生に寄り添う作業療法　　　　傾聴する作業療法

　意欲を高める作業療法　　　　　精神発達を尊重した作業療法

　共感する作業療法　　　　　　　自尊心を尊重した作業療法

　見守る作業療法　　　　　　　　共有する時間を大切にする作業療法

　自立を支える作業療法

[その他の作業療法士の役割]

6章 作業療法観の書き方

作業療法を受ける人と共に、作業療法士も成長する
気遣いの作業療法
人間を身体的・精神的・道徳的・社会的存在と見る
人間を頭（精神力）・手（技術力）・胸（心情力）の調和した存在と捉える

3）「私の体験」と「私の作業療法観」

　作業療法学は実践科学の一つである。だから作業療法観は体験を根拠にして書かれる。「私の作業療法観」の根拠は「私の体験」である。「私の作業療法観」を書く作業の前に、作業療法観の源となる体験が必要である。

　例えば実習の体験でも作業療法観が書ける。実習で半身麻痺の患者を受け持った。健康を取り戻すことはできないから回復は作業療法の目的ではない。病気や苦難は、それはそれとして受け入れざるを得ない。では、質の高い人生を送ることは何か。この苦しみには何か意味があるに違いない。苦しみに意味を見つけ出すことである。そうすれば苦しみを克服できる。「私の作業療法観は苦難の意味付けである」となる。苦難の意味はいろいろあるが、「障害を受けて同じような苦しみにある人の気持ちがわかるようになった。苦しみにある人を支えることができる」というのが一般的である。

　「……病気や苦難に立ち向かえるように……体験の中に意味を見つけ出すように……援助する」。この考えはトラベルビーの考えである。自分の体験がトラベルビーの理論と繋がる。それは遡って、V・E・フランクルの理論である（フランクル『夜と霧』──ドイツ強制収容所の体験記録──みすず書房）。

　作業療法観に、自分の体験を書かずに論理だけを初めから終わりまで書いたなら、これはオリジナリティー（独創性）がない。作業療法学は、理論科学ではなく、いかなる行為をしたかを研究する実践科学であるから、作業療法観には、根拠となる自分自身の作業療法行為すなわち体験

を書く必要がある。

4．全体の構成（題・第1文・体験・作業療法士の役割）

1）題の付け方（本題と副題を付ける）

例：私の作業療法観（応用的動作能力を回復する作業療法）

　題には、本題と副題を付ける。副題は、患者に提供する作業療法を書く。作業療法を必要とする人は障害のある人であるから、作業療法士がどのような作業療法を提供するかという視点で題を設定する。

(1)「～～しない作業療法」という否定的表現を避ける

　「～～しない作業療法」という題は、「何をどうするのか」という肯定目標が欠けているので不完全な表現である。読み手は「じゃ、どうする作業療法なの」と疑問が湧く。次のように工夫して書き換える。

「作業療法を受ける人を寝たきりにさせない作業療法」→「作業療法を受ける人の可能性を引き出す作業療法」

(2)「笑顔で接する作業療法」は避ける

　これは「作業療法を受ける人にどうなってほしいか」という視点がない作業療法観である。押し付け作業療法の傾向がある。作業療法を受ける人に対して、作業療法士に必要な能力は作業療法の「知識・技術・思いやり」である。障害を負って間もない場合、リハビリテーションをしても思うようにはかどらないで苦悩している人は、笑顔でいる作業療法士に怒りをぶつけるかもしれない。笑顔は優先順位で考えると、ずっと後の方である。作業療法を受ける人の「笑顔を引き出す作業療法」とすれば、良い作業療法観である。そのための知識と技術とそして温かい思いやりが必要である。

(3) 題を見ただけで内容がわかるように工夫する

「作業療法の目的」→「できないことをできるようにする作業療法」

「作業療法とは」→「良い作業的な存在にする作業支援」

「観察を行なう大切さ」→「現有機能を生かす作業療法」

2）書き出し（全体の要約）

第1段落の第1文は、「私の作業療法観は、……する作業療法である」と書き出す。このように主テーマから書き始める。そして、60字程度の説明を加える。こうすれば読み手は「題」か「冒頭文」を読むだけで、どのような作業療法観について述べてあるかがわかる。

3）根拠となる体験を書く（6〜10行で1段落にする）

第2段落以降は、題に書いた作業療法観の根拠となる体験を書き綴る。家族や親などから受けた作業療法、ボランティア活動、受け持った患者の作業療法など、体験を綴って作業療法観に独創性を添える。書き詰まったら、共通する同様の作業療法観を書き足す。第1文にテーマを書いてあるから、これに関係ある内容を文字数に達するまで付け加える。

4）結論には「作業療法士の役割」について述べる

結論には、作業療法士の役割について述べる。この結論は副題と同じものである。「応用的動作能力の回復を図ることが作業療法士の役割である」や「社会的適応能力の回復を図ることが作業療法士の役割である」と結ぶ。こうすると、第1文の「作業療法観」と、文章末の「作業療法士の役割」が調和して全体のまとまりが良くなる。

5．作業療法を受ける人が中心になされる作業療法

作業療法士が作業療法観を求められるのは、作業療法士が作業療法を受ける人にどんな作業療法を提供するかを明らかにするためである。だから、作業療法を受ける人を中心にしてどんな作業療法を提供するかを作業療法観に書く。

理論のない作業療法は作業療法を受ける人を見失う。おそらく、業務の対象（人格のある人ではなく、存在する物の一部）と見るようになるだろう。良い作業療法士が良い作業療法を行なうのではない。良い理論を持った作業療法士が良い作業療法を行なうのである。

　作業療法の目標設定においては、「作業療法を受ける人は……できる」のように、「作業療法を受ける人」を主語として設定する。そして、この目標を達成するために作業療法士が行なう支援目標を設定する。「作業療法士は……を支援する」。これが作業療法を受ける人中心の作業療法である。作業療法士を主語にして目標を設定すると、「作業療法士は、作業療法を受ける人に……をさせる」となり、作業療法士中心の作業療法になってしまう。

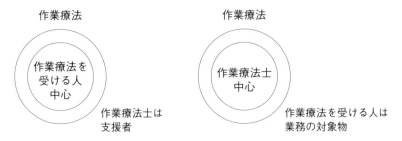

6．作業療法士に必要な「知性・心情・技術」

　19世紀スイスの教育者ペスタロッチは、人間の根本能力を頭・胸・手に代表される知性・心情・技術とした。彼の教育の目的はこの三つの根本能力を発展させ、人間を一つの全体へと完成することである。作業療法は、作業療法士の冷静な頭脳と温かな心、そして、熟練した手によって提供される。これらの科学的知識、倫理的配慮、そして、作業療法の技術は調和して発展する必要がある。

　また、小原國芳の『全人教育論』では次のように考える。心は知性・情緒・意思からなっている。これらは真・善・美の価値を求める。これ

66

は聖という価値そのものである。これら四つの普遍価値は、科学教育・道徳価値・芸術教育・宗教教育によって実現する。健康と経済はこれらを実現するための手段価値である。これは健康教育と社会教育によって実現する。作業療法士は、科学、道徳、芸術、宗教、健康、社会の価値の調和した人格を目指す。

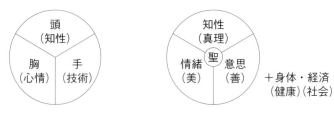

ペスタロッチの教育論[註5]　　小原國芳の全人教育論[註6]

練習レポート課題

1. 私の作業療法観（800字。常体文）

題：本題と副題を付ける。書き出しの第1文は「私の作業療法観は、……である」と書き出す。その説明文を加える。そして、根拠となる体験文を書く。最後は、作業療法士の役割について述べて結ぶ。

（今までのような「前書き」と「後書き」は不要です）

全人的能力「聞く-話す-読む-書く」

学生は「講義の時間に書く作業は、初めは苦痛だったが、4回目を過ぎたら書きたいことがスラスラと出てくるようになった」という体験をする。そして「人の話を聞くのがうまくなった」や「話をするのが上手になった」「本や新聞が読めるようになった」と成長する。

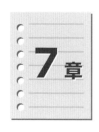
7章 事例報告・症例レポート

　本章では、次の5つについて書いてある。「case report」と「case study」の意味を確認する。事例報告（レポート）と事例研究（論文）の違いを明らかにする。評価に含まれる診断評価・途中評価・実践の評価について考察する。目標設定においては患者を主語にした目標を設定することを述べる。事例報告や症例レポートの「はじめに」に、問題解決の5つのステップ（問題・目標・実践・結果・評価）を用いて、要約を書くことについて説明する。本章のキイワードは、レポート・論文・評価・要約である。

1．事例報告（ケースレポート）と事例研究（ケーススタディ）

　事例報告は、英語では「case report」と言う。これは、ケースレポートや症例報告とも言われる。報告reportは、事実を報告したものである。「case report」と異なる概念に、事例研究（ケーススタディcase study）がある。「study」は研究という意味である。研究studyは、未知の原理や方法を発見するものである。このように、報告reportと研究studyは異なった概念である。

　これに関連した英語にlearn（学ぶ・学習する）がある。これは、学習の結果的な意味を表す。studyは「結果を得るために研究する」という過程的な意味がある。そこで、実習生が実習に行く目的について整理する必要がある。実習は学ぶlearnために行くのではないということであり、また、実習は報告reportするために行くのだということである。

事例研究 case study は、学んだことを報告するのでなく、結果を得るために研究するものだ」ということである。

　また、事例研究は、患者ができないことをできるようにする方法を研究するものである。それは、患者に行動の変容を求める。しかし、患者はそれまでの生きてきた経験があるので、変化、新しい方法や習慣を受け入れることは困難である。例を挙げる。

①受容：病気、障害、死、新知識、新技術

②修正：誤知識、誤習慣、

③行動の変容：喫煙、飲酒、薬物、スマホ、ゲーム

④意欲の引き出し：リハビリテーション、生きる意欲、自己管理能力の向上、自分の力の信頼、苦難の意味の発見

　だから、理学療法士や作業療法士は、真実、純粋、自己一致、透明、相手の人の感情を内側から理解する感受性、人間愛を必要とする。さらに、善意・無悪意・誠実・公正・真実・守秘などの高潔な倫理観が求められる。

2．レポートの定義、論文の定義

1）レポートの定義

　「レポート report（リポートとも言う）は事実を報告するものである」と定義する。レポートには、各種の報告、政治や事件の報道、様々な報告書、学術研究報告書、その他がある。レポートの構成として 5W1H（when, where, who, what, why, how）や 6W2H（5W1H + whom, how much）がある。取材に応じた人が、言った言葉、為した行為、身の回りの状態や作った作品は事実であるから、これらを報告すればレポートになる。原則としてレポーターの感想は述べない。必要ならば、レポーターの所見（考えや判断）を付け加える。

2）論文の定義

論文は「研究の業績や結果を書き記したものである」と定義する。実践研究と実験研究ではその構成が異なる。

（1）実践研究論文の構成

臨床の実践研究では、患者の問題を改善あるいは解決するための有効な方法を研究する。問題解決の過程は、①患者の問題の明確化、②仮説（目標）の設定、③実践、④問題の結果、⑤実践の有効性の評価である。全体構成は、これらの前に本題と副題、はじめにを置く。後には、謝辞や引用・参考文献、脚注を置く。

（2）実験研究論文の構成

実験研究では実験の結果によって原理を明らかにする。論文構成の一つに IMRaD 形式がある。Introduction Method Result and Discussion は、導入・研究方法・実験結果・考察である。この形式は主に、物理学や実験系の学術研究に利用される。「脳内の思考する機能を司る部分の細胞が大人になっても新たに作られていることを確認した研究」[註7] は実験研究である。全体構成は IMRaD の前に Title（題）と Abstract（抄録）を、後には Conclusion（まとめ）を置く。さらに、謝辞や参考文献一覧、脚注を書く。

3．問題解決思考のプロセスにおける「報告」と「研究」

理学療法と作業療法は実践科学の一分野である。実践科学には、臨床医学、教育学、保育学、看護学、介護福祉学、理学療法学、作業療法学、その他が含まれる。新生児、幼児、児童、生徒、学生、患者、老人、障害者などの身体上や生活上の問題を改善あるいは解決しようとする場合に、そのプロセス（過程）は共通している。それは5つのステップ、①問題の明確化、②目標の設定、③実践、④結果の測定、⑤実践の有効性の評価からなっている。

7章 事例報告・症例レポート

　これまでに、事実を報告したものをレポートと定義した。問題解決思考のプロセスにおいて、ステップ１からステップ４（問題・目標・実践・結果）までは事実なので、ここまで記述したものは、事例報告、症例レポート、ケースレポートである。これにステップ５（実践の有効性）を加えたら、ケーススタディ、事例研究、症例研究として評価され得る。実践の有用性を論じる場合に、結果によって書き方は３つに分かれる。

　　問題は改善した　　　→実践は有効であった。
　　問題は悪化した　　　→実践は無効である。
　　問題は変化がなかった→実践は有効か無効かわからない。
　　　　　　　　　　　　　　今後、追究する必要がある。（本書 p.19 参照）

　無効だった実践にも価値がある。無効になった原因を追究するならば、今後の問題解決の参考になる。失敗は、目標と実践にいかなる修正を加えるかのアイデアを示唆するガイドである。実習生は、失敗の体験をして、そこから教訓を得るために実習に出る。

　このようにして、役に立つ実践方法、あるいは、有用な実践方法、有効な実践方法を探究する。このように書けば、実践科学における研究論文とすることができる。これが、事例報告と事例研究の違いである。

４．評価（診断評価・途中評価・最終評価）について

　問題解決の５つのステップ（問題・目標・実践・結果・評価）を図にすると次のようになる。問題解決のプロセスを分析して、その過程を理解しておく必要がある。

71

1）実践の有効性が研究のテーマ

　問題は結果と、実践は結論と密接な関係がある。結果が良ければ実践が高く評価される。目標は結果と関係がある。測定可能な目標が設定されることによってその到達度が結果として測定される。目標が抽象的なものだったら到達度として測定できない。目標の役割は到達度を測定するための物差し（スケール）である。到達度を測定できるような目標を設定する必要がある。結果は、評価するではなく測定すると言われる。また、目標が妥当だとしても、実践がなければ患者の問題に何の変化も生じないので、「目標の妥当性」は結論の対象にはならない。目標は方法を探究するための手段にすぎない。問題解決思考の主要な視点は、患者の問題を改善する実践方法が何かである。この実践方法の探究が事例研究の目的である。

2）理学療法と作業療法の評価

　評価は問題解決のプロセスにおいて重要な役割を果たす。教育学では、評価は次の四つに分けられる。理学療法と作業療法の評価も共通点がある。それらの担当者は患者を受け持つ。まず、**事前評価**（観察や問診、記録調査）を行なって実態と問題を把握する。その上で理学療法目標と作業療法目標（患者の到達目標）、理学療法士と作業療法士が行なう目標を作る。それぞれの療法を実践して、途中でそれぞれの目標と実践を**形成評価**（途中評価）する。必要に応じて目標と実践に修正を加え改善する。やがて治療過程や作業過程が終了する。その後、ケースレポートを書き上げて、目標への到達度を根拠に実践の有効性を**総括評価**する。実

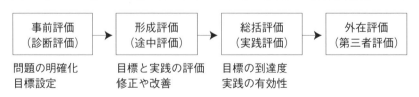

習生の書き上げたケースレポートを指導者が評価するのは**外在評価**である。

3）作業者や患者の視点を加えて実習を設計する
(1) 患者と相談して目標を作成する

　目標を患者や作業者と相談して作成すると、患者や作業者は自主的・主体的に理学療法や作業療法に励むだろう。外国のあるレポートによると、作業療法を受ける人の2割の人が目標を知らず、5割の人は目標設定に参加していないという。誰でも、自分で作った目標には、責任を持って取り組むものである。良い結果を得たいと思ったならば、患者と相談して、理学療法の目標や作業療法の目標を設定する必要がある。

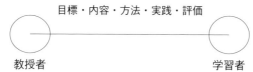

　ところで、教育には、目標・内容・方法・実践・評価の5つの要素がある。目標の設定から評価まで全てを教授者が行なう教授者中心の教育には、一人で大勢の学生に指導できて効率が良いという利点がある。しかし学習者からすると「やらされ学習」になって、自律性が損なわれるという欠点がある。一方、目標を自分で作り実践して評価を自分で行なうという学習者中心の教育には、学習者の自律性が育つが、目標が作れず、楽なものに逃げ、嫌なものは避けるという欠点がある。どちらかに偏ると、欠点が大きくなる。

　我が国の学校教育は、教授者が目標を作って教えてその成果を教授者が評価するという教授者中心の教育である。この教育方法は、学習者からすると、いわゆる「やらされ学習」である。この教育を受けた学習者が指導する立場になった時に、教授者中心の教育方法で教えようとする傾向がある。しかも、それを無意識のうちに実践しようとする。これは改善する必要がある。

実習生が患者と相談して到達目標を決める方法がある。実践において
も、患者や作業者が主体的に実践するように設計する。評価基準を提示
して患者と共に到達度を測定する。最後に、実践を評価したものを実習
生と作業者が検討し合ったならば、実習の成功の道が開かれるだろう。
こうして、理学療法士中心と患者中心を調和させた理学療法設計、また、
作業療法士中心と患者中心を調和させた作業療法設計を試みる。

(2) 実現可能な短期目標を設定する

目標には長期目標（抽象・期待）と短期目標（具体・到達）がある。
患者は、現在に生きていると同時に未来に向かって生きている。入院し
た患者には入院した理由と目標がある。退院という長期目標を達成す

るために、その一日の具体目標を達成し
ていく。問題解決あるいは課題達成への
成功のカギは、「実現可能な到達目標を設
定する」である。短期目標を、①現実的、
②具体的、③達成可能、④測定可能、⑤
期限付きの５点に留意して設定する。

実現可能な到達目標
1. 現実的（生活の動作）
2. 具体的（食事ができる）
3. 達成可能（少しの努力）
4. 測定可能（○％できた）
5. 期限付き（いつまでに）

(3) 患者・作業者を主語にして目標を設定する

理学療法目標や作業療法目標を設定する時には、目標を患者や作業者
から見てわかりやすく記述することを配慮する。避ける必要のある表現
は「させる」である。「理学療法士が患者に運動させる」という目標は、
理学療法士中心の運動療法である。また、「作業療法士が作業者に作業
させる」という目標は、作業療法士中心の作業療法である。この時に患
者は「やらされ理学療法」、作業者は「やらされ作業療法」になるだろう。

患者主体の治療や作業者主体の作業を提供するためには、「患者は
……の運動ができる」「作業者は……の作業ができる」のように、患者や
作業者を主語にして目標を設定する必要がある。「理学療法士は……の

治療を行なう」「作業療法士は……の作業を提供する」と設定する。「できた。少しできた。できなかった」と、患者が達成度を自己評価できる基準を提供すると、患者が自分の到達度を確認することができる。このようにすると、患者主体の理学療法・作業療法が可能となる。

理学療法目標：患者が到達する目標（患者は〜ができる）

作業療法目標：作業者が到達する目標（作業者は〜ができる）

理学治療目標：理学療法士が行なう目標（理学療法士は〜をする）

作業支援目標：作業療法士が行なう目標（作業療法士は〜をする）

5.「はじめに」に全体の要約を書く

　論文やレポートは、基本的に書き手の自由であり、書き手の責任である。だから、どのように書くかは書き手の判断による。しかし、筆者は、「はじめに」に、問題解決の5つのステップのキーワード「問題・目標・実践・結果・評価」を用いて書くことを勧めている。

1）「はじめに」に全体の要約を書く

　「はじめに」に「問題だけ」を書いているもの、問題と実践だけを書いているものは、読者はレポートの全体がわからない。「はじめに」は道路標識の案内板のようなものである。本書は、読者が本論の目的がわかるように、「はじめに」に5つのキーワードを用いて全体の要約を書くことを勧めている。

2）「はじめに」の文字数は400字から500字

　さて、「はじめに」の文字数はどれくらいがいいかという問題がある。読み手が読みやすい文字数はおおよそ400字程度である（本書1章参照）。筆者は20年近く毎日のように学生のレポートを5万枚ほど読んできた。500字を超えると、「細部」が入ってきて、読みにくくなり「要約」ではなくなる。「はじめに」の文字数は400字から500字と言える。

3）「はじめに」の段落数は1段

　「はじめに」は1段落で書く。2章に書いたように「書き出しの言葉が思いつかない」と言う人は多い。「このレポート（研究）の目的は……の方法の有用性を考察したものである」のように、目的から書き出す。そして、「問題・目標・実践・結果・評価」を簡潔に述べる。まず、2章の「落書き、グループ化」の考え方を使って、文字数を制限しないで下書きを作る。そこから、1文を40字以内に収めるなどして削る作業をする。要約というのは、概略である。この作業は、根幹だけを残して、枝葉を剪定するような作業に似ている。

4）症例レポートの全体構成

（1）理学療法

はじめに

1. 患者紹介
2. 病歴
3. 個人的・社会的背景
4. 医学的情報
5. 初期評価時の問題点
6. 治療目標
7. 治療経過
8. 治療結果・目標への到達度
9. 治療の有効性

謝辞

引用文献／参考文献

（2）作業療法

はじめに

1. 作業者紹介
2. 病歴・生活歴
3. 生活作業の問題
4. 作業目標の設定
5. 作業支援の実施
6. 作業の結果・目標への到達度
7. 作業の有効性

謝辞

引用／参考文献

7章 事例報告・症例レポート

練習レポート課題

1.「はじめに」（400〜500字。常体文）

　これは、実習レポートである。「はじめに」の要約を書くこと。全体を、問題・目標・実践・結果・結論で構成すること。

2.「文章を書く思いの途中評価」（600字程度。常体文）

　これは、本書の1章で設定した長期目標と短期目標にどの程度近づいたか、到達度を測るレポートである。進度は本書の1/3程度なので、到達率30％で合格である。

　まず「学習が7章まで進んだので、途中評価を行なう」と「前書き」を書く。1回目に書いたレポートを思い出す。本論の1段目には、問題と最初に立てた目標を書く。2段目には、目標にどの程度到達したか、途中評価を書く。3段目には、必要なら目標を修正し、実践方法を改善することなどを書く。気付きなどの「後書き」を添えて仕上げる。キイワード「問題・目標・実践・到達度」を使用すること。

美的な行為や動機について整理する

　7章だけを参考にして書かれた論文は未完成である。論文を書く作業を料理作りに譬えると、味見がされていないし、隠し味も添えられていない状態である。理学療法学と作業療法学は、どんな行為をするかを研究する実践科学であるから、美的な行為や動機について整理する必要がある。料理は味見をして味を整えてから客に出す。このようにして論文を仕上げる。この作業は10章に書いてある。

8章 専門用語を使用してレポートを書く

　厚生労働省の「診療情報の提供等に関する指針」と「個人情報保護法」は2005年に全面施行された。これらによれば、「患者が診療記録の開示を求めた場合は原則として、これに応じなければならない」となっている。理学療法記録と作業療法記録も開示情報に該当する。理学療法士と作業療法士は、患者や家族に不快な印象を与えず、好感を持たれるような診療記録を書くよう求められている。

　診療記録を書くようになる前に、学生はレポートを「多くの人々に通じるように、わかりやすい日本語で書ける」必要がある。単に「ある限られた人々の間に通じるように書いた」だけでは、レポートや論文のレベルに達

> **診療記録の開示**
> 患者が診療記録の開示を求めた場合、原則として、これに応じなければならない。

することはできない。医療・看護業界には、「熱発」「介入」などのいわゆる「業界用語」がある。これらは患者や家族からすると、不快な用語である。だから、これを理学療法士や作業療法士がそのまま、レポートや論文に使うのは良くない。レポートは、専門用語を使って正しく書く必要がある。

1．専門用語を使用する（業界用語を避ける）

　理学療法や作業療法の現場では、先輩職員や実習指導者が使用している「業界用語」はそのまま会話に使用して良い。ただし、記録やレポートに書く時には専門用語に書き換える必要がある。こうして、実習生は、

8章 専門用語を使用してレポートを書く

業界用語と専門用語を使い分ける。本書を読んだ実習生は、先輩職員や指導者に「業界用語は間違いだ」と指摘するようなことはせずに、まず、一人ひとりが正しい専門用語を使用する必要がある。

1）「熱発」は記録やレポートに「発熱」と書く

「熱発」は不適切な業界用語である。「発熱」が正しい専門用語である。「看護学のテキストの執筆者達は「熱発」が間違った用語だと認識しているから使用しない。ところが、医療の現場で

```
専門用語
熱発→発熱
体交→体位変換
```

は、医師達も看護師達もほとんど全員使用しているようだ。ある作業療法のテキストの中の実習生が書いたレポートに「熱発」が使われていた。「熱発」には「熱を発する」という意味がある。人間は常に平熱を発している。熱発と平熱の違いが曖昧なので、「熱発」は不正確な業界用語である。

病棟で、ある看護師が「熱発の対処」に関するカンファレンスを開いていた。新人補助が、この「熱発」に違和感を持ったので「熱発ってどんな意味ですか」と尋ねた。すると、看護師は「とても高い熱です」と答えた。この答えは看護学の視点からすると正しくない。「とても高い熱」という言葉には、人間の体温では存在し得ない 50 度の熱も含まれる。37 度以上 42 度くらいが<u>発熱</u>、37 度から 35 度までが<u>平熱</u>。35 度以下は<u>低体温</u>と言う。「〜〜発」は、始発、再発、原発など、物や事に使われる。「あなたは熱発です」と言われたら、筆者は人間ではなく、物扱いされたという印象を受ける。

2）「体位変換」が正しく「体位交換」は間違い

「体転、体交、体向」という業界用語がある。正しい専門用語は「体位変換」（褥瘡の予防・治療・安楽という意味）である。戦後、看護学

がアメリカから導入された時に、position changing が「体位交換」と訳され、看護学のテキストで使われて普及した。その後、誤訳とわかり「体位変換」に訂正されたが、看護の現場では訂正されていない。

　漢字では、名詞＋動詞の場合に、物名詞＋物動詞、抽象名詞＋抽象動詞の組み合わせが正しい日本語である。「体位」は抽象名詞なので「変換」という抽象動詞を組み合わせる。看護師達は「オムツ変換」の間違いは認識できるが、「体位交換」の間違いを識別できないようだ。医療・看護界には、ほかにも多くの業界用語がある。「体交」には変な意味があるし、「体転、体向」には、体を転がすという専門性を否定した意味が含まれている。

2.「医療を受ける人」「障害者」「患者」

　「理学療法を受ける人」や「作業療法を受ける人」を短い言葉で適切に表すことができる単語が存在しない。まず、法律ではどのように定義しているかを紹介してから、その他に使用されている用語を考察する。本書では、理学療法と作業療法の対象となる人を、「理学療法を受ける人」や「作業療法を受ける人」、作業者、患者という用語で表している。

（1）医療法（医療を受ける者）

　理学療法士と作業療法士が順守する義務のある「医療法第1条4の2」によれば「医療の担い手は医療を提供するに当たり、適切な説明を行い、医療を受ける者の理解を得るように努めなければならない」とされている。医療を受ける者は、患者、ケガ人、病人、妊婦、産婦、褥婦、患児、予防接種を受ける人、健康診断を受ける人、その他である。

（2）理学療士法および作業療士法（理学療法：身体に障害のある者、作業療法：身体または精神に障害のある者）

　理学療法という医療を受ける人は「身体障害者」あるいは「患者」である。作業療法という医療を受ける人は「身体障害者」と「精神障害

者」である。しかし、「身体障害者」と「患者」では「医療を受ける人」という意味を失ってしまうので、「理学療法を受ける患者」などのように、文脈で表現に工夫する必要がある。

(3) クライエント（クライアントとも言う。エとアの中間の発音）

「client」は、弁護士などへの依頼人、カウンセリングを求めて相談する人、商品の顧客などを意味する。クライアントは問題解決のために専門家に能動的に依頼する人を意味する。受身や依存ではなくて、自らの意思によって、主体的、自律的に依頼し、相談する人を言う。日本語で「クライエント」と言うと、これは作業療法を受ける人だけを意味することができない。全てのクライエントを表す。

イギリスでは病院にかかる人を「patient」（患者）ではなく、out client（外来クライエント）、in client（入院クライエント）と言う。彼らは能動的な参加者とみなされる。政治的に正しい言葉は in client、out client である。

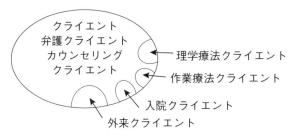

ただし、日本語でクライエントと言った場合は、英語の in と out がなくなってしまうので、病院で治療を依頼する人だけを意味しない。それは、弁護士の依頼人、カウンセリングの依頼人、商品購入の依頼人、広告の依頼人なども含んでしまう。だから、日本語にも in と out に当たる限定詞を付けて「理学療法クライエント」「作業療法クライエント」などとする必要がある。

4）「対象」subject の誤用

　看護業界では「対象」が誤って使用されている。1974年頃から、「医療を受ける人」を指して、看護学のテキストに「対象」という用語が使用された。例えば、「対象を捉える」「対象を理解する」「対象を観察する」がある。そのために、教員もこのような使い方をするし、学生達も「対象が涙を流した」「対象と会話した」とレポートに書く。「対象が涙を流した」という文の「対象」にはペットの犬も含まれる。だから、これらの表現は誤りである。

　妊娠・出産は病気ではないから、妊娠・出産で病院にかかる人々は患者ではない。また、予防接種を受ける人、健康診断を受ける人も患者ではない。「患者」という言葉で医療を受ける全ての人々を表すことができない。そういう訳で「対象」が使われ始めたと思われる。しかし、「対象」では、全ての存在を含んでしまう。看護学のテキストの執筆者達はこの間違いに気が付いていないようだ。

　「対象」は抽象概念である。我々が抽象概念を観察したり、理解したりすることは可能である。しかし、抽象概念に看護を提供することは不可能である。抽象概念が涙を流すこともあり得ない。抽象概念と対話することも不可能である。これはほかのものに譬えると、空にかかる虹に足をかけて歩くようなものである。ゆえに「看護を受ける人」を表すために用いる対象 subject は概念的に誤りである。

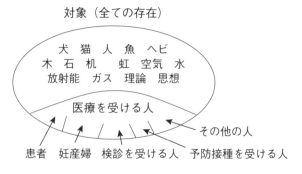

ある教科書に「対象とは、……である」と定義してあった。対象は全ての存在を表すものとして既に定義されているのだから、再定義は誤りである。ある出版社は「医療を受ける人、看護を受ける人、患者、A氏、患児」などに訂正した。筆者は、医療を受ける人、看護を受ける人、患者、産婦、などの使用を勧めている。

5）「対象者」の誤用

「対象者」も誤用されている。看護学のテキストでは、「医療を受ける人」を「対象者」という言葉で表現している。しかし、「対象者」には、受講の対象者、奨学金の対象者、調査の対象者、その他が含まれる。「対象者」は、医療を受ける人だけに限定されない。同様に、「対象者」は「理学療法を受ける人」や「作業療法を受ける人」だけに限定されない。ゆえに、それらの人々を「対象者」と呼ぶことは誤りである。

対象者

受講の対象者
奨学金の対象者
理学療法の対象者
作業療法の対象者
再検査の対象者

ある出版社が看護学生から作品を募集した。入賞した作品を書いた学生は、「対象者様が…」と後書きを添えていた。ある学生は病院の外来で待っていると、看護師が「診察を受ける対象様のお名前を呼びます」と言ったという。このような誤用が広まりつつあることは好ましくない。筆者は、「対象者様のお呼び出しを申し上げます」という院内放送が現れないことを願っている。正確で美しい日本語を使用してほしいものである。

対象者様の
お呼び出しを申し上げます。

3．不快語を避ける

　医療業界では、医療を受ける側からすると、不快な印象を受ける用語が使用されている。「医師に……病を指摘された患者」「診察の対象者様」「ノンコンプライアンスの患者（不服従の患者）」、そして、「指示が入らない患者」がある。

1）指摘された患者

　「指摘」は「間違いの指摘」や「欠点の指摘」のように、良くない物事に使われる。「……病を指摘された患者を受け持った」という表現は「あなたの病気は間違っている」と言われたような印象を受ける。これは「……病を発症した患者」とすれば、患者の視点に立った医療を表していると言える。

2）対象、対象者

　筆者が「対象」や「対象者」と呼ばれたら、「様」が付いていてもいなくても、激しい違和感を覚える。筆者は対象でも対象者でもない。対象は、得体のしれない何者か、ないし、何物かである。筆者は「医療を受ける人」「患者」など人格を尊重した呼び方をしてほしいと願っている。

3）ノンコンプライアンス

　看護学ではコンプライアンスは「患者の応諾性」という意味で使用されている。しかし、文脈上、「ノンコンプライアンス（患者が不服従だった）」という記述を読んだことがある。これは、あまりにも権威主義的な看護思想である。患者の意思を尊重する collaboration（共同）や therapeutic alliance（治療同盟）の考え方がある。Compliance with the law is expected of all. 法の順守はあらゆる人々が求められている。

4）指示が入る（入らない）

「指示」は、指図、助言、命令、指摘などを意味する。親と子の関係、教師と生徒の関係は支配─服従の関係ではないから、家庭生活や教育の場面では、ほとんど使われない。これは、業務や特殊な任務に当たる人が上司から「指示を受ける」「指示される」のように使われる。

辞典には、order の説明で「医者などの指図」とある。これは paternalism（権威主義的、家父長的態度）である。筆者は、自分の重症筋無力症の治療方針について、ある大学病院の神経内科に相談に行った時に、「患者は病気のことは知らなくてよろしい。医者に任せておきな

> **不快語**
> 指摘された患者
> 対象、対象者
> ノンコンプライアンス
> 指示が入らない
> 介入

さい」と言われたことがある。医者の言葉はまさに指示だった。医療法第1条4の2によれば「医療の担い手は医療を提供するに当たり、適切な説明を行い、医療を受ける者の理解を得るように努めなければならない」とされている。この神経内科医の言葉は医療法に抵触している。翌日、別の医師を指名して診察を受けた。筆者は納得できる説明を受けた。

ところで、医療の現場では、「上部から……の指示が入った」などのように使われる。この言い回しが転じて、看護の場面で、「指示が入らない患者」「食事が入らない患者」という表現が使われている。さらに、理学療法の実習生も「（患者の）指示入力が」「（患者に）指示を入れ」とレポートに使っている現状がある。

さて、日本語の文法では、一般に「入れる」は、物を入れる場合だけに使用される。人に対して「指示を入れる」とは言わない。人に対しては「伝える」「説明する」という表現をする。「入れる」という動詞は「物」に対して使い、「人」に対して使わず、使い分けている。

「指示が入らない患者」という言い回しは、「人の物件視」ないし「人の物件化」である。認知症が進んで意思表現が乏しくなった人、重度の

高次脳機能障害で認知能力が衰えた人など、自分よりも弱い立場にある人に対して、無意識的に使う傾向がある。職場の同僚や友人、家族の者に「指示が入らない」という言い方をするだろうか。おそらくしないだろう。「食事が入らない」「食事を入れる」も同じである。「指示入力」や「指示を入れた」という理学療法記録を読んだ家族はどのような印象を受けるだろうか。

　社会的に弱い立場にある人の権利を擁護する「権利擁護」（アドボカシー）という思想がある。弱者の立場に立って、あるいは、その家族の立場に立った言葉遣いをする配慮が必要である。

5）「介入」

　看護学では intervene の訳として「介入する」が使用されている。「介入」は、強引に関わるという意味がある。理学療法や作業療法で「介入」といった場合に、理学療法士や作業療法士が、理学療法を受ける人や作業療法を受ける人の意思を無視して強引に関わるという意味を持っている。医療法第1条4の2によれば「医療の担い手は医療を提供するに当たり、適切な説明を行い、医療を受ける者の理解を得るように努めなければならない」とされている。「介入」は医療法に抵触している。

　アメリカは1960年から1975年までベトナムに軍事介入した。これは世界中から非難され、逃げ出すように撤退した。また、2002年にはアフガニスタン、2004年にはイラクにも軍事介入した。

　精神障害者に対しては、精神保健及び精神障害者福祉に関する法律33条により、「保護者の同意のある時は、本人の同意がなくてもその者を入院させることができる」とされている。「介入」は、法律で認められている場合だけに使用が可能である。

　「intervene」には介在するという意味もある。理学療法士や作業療法士が「理学療法や作業療法を受ける人」と「作業や治療」の中間にあっ

専門用語を使用してレポートを書く

て調整するという意味の「介在」が医療法に適（かな）っているだろう。筆者は患者の立場からすると、「介入」は嫌なことを無理強いされる感じがする。

4．適切な表現
1）「リハ」→「リハビリ」
　実習生のレポートを読んでいて気になる略語が目に付いた。「リハビリテーション（以下リハと略す）」である。筆者は重症筋無力症を治療しているので、いろいろな病院に行く機会がある。ある病院の廊下に「リハ室」という案内板が出ていた記憶がある。その時、筆者は「これは許されない略語だ」と思った。もしも、これが許されるとすると、「クラ（イエント）」「セラ（ピスト）」「カウ（ンセリング）」も略していいことになる。そんなことはないだろう。「リハビリ」という言葉が『広辞苑』に載っている。これなら、言葉としての市民権があるので、許される略語である。看護界には、塩モヒ、心カテ、リハ、腹満など、レポートには不適切な略語が多くある。

2）文体を口語体で統一する
　明治時代に使用された文語体の言葉の内、現代では、話し言葉では使用されなくなった「なる、るも、にて」をレポートの書き言葉の中に使用する人がいる。これは、現在、私達が使用している口語体で文体を統一するという原則に違反している。先輩達が使用しているからという理由で無意識的に使用していると考えられる。「なる」は「なった」、「開始されるも」は「開始されたが」、「にて」は「坐位によって」または「坐位で」と口語体で統一して書く。

3）ICF 国際生活機能分類
　「国際生活機能分類ICF」という記述を目にすることがある。ある書

籍は、この ICF は何の頭文字かの説明なしに使用していた。これは不親切である。ページ末か章末、あるいは巻末に、国際生活機能分類 ICF（International Classification of Functioning, Disability and Health）と脚注を付けると読み手に親切である。

4）疾患名ではなく患者がリハビリテーションをする

「心筋梗塞」はリハビリテーションをすることができないので、「急性心筋梗塞後のリハビリテーション」という表現は正しくない。正しくは、「急性心筋梗塞後患者のリハビリテーション」である。理学療法士が実施するリハビリテーションの対象は、疾患名ではなく、患者である。

5）避ける表現

唯一、絶対などはありえないので、謙虚な表現にとどめる。

(1)「べき」「最も」など断定した表現を避ける

「しなければならない」　→する必要がある
「すべきである」　　　　→する必要がある
「唯一の」　　　　　　　→主な……の一つである
「最も良い方法」　　　　→大変に良い方法である
「できるはず」　　　　　→できる可能性がある

(2)「させる」「してもらう」「してあげる」を避ける

「歩かせる」など、使役の意味を表す表現がある。これは別の言葉で言うと「命令」である。歩くのは本人の意思と行動による動作である。「実習生は、患者に歩くよう促した」「患者は自分の意思で歩いた」という表現が正しい。文部科学省の『学習指導要領』に「（教師は）生徒に考えさせる」という表現がある。「これは暴力的な表現だ」という批判がある。理学療法士法及び作業療法士法にある「作業を行なわせること」は暴力的な表現だと批判され得る。

「（実習生が）作業者に……の作業をしてもらった」という表現は、作業者の行為によって支援者が益を受けるという意味を表す。本来、作業は、作業者の益のために実施されるものである。またこの表現は、作業者が実習生のために作業してあげたという意味を含んでいる。作業は、作業者の意思により行なわれるものである。「実習生は作業を勧めた」「作業者は作業を行なった」と、主語と述語を二つに分けて書く。

学生のレポートの中に「実習生が、患者にしてあげた」という表現があった。「あげる」は「やる」の敬語だが、これは正しくない。理学療法も作業療法も「やってあげる」ものではない。受ける側ができないから「してあげた」という意味を含んでいる。この表現の無意識的な動機に、実習生が患者よりも上という目線がある。「実習生は、支援した」と書くと事実を書いたことになる。

(3) 二重否定を避ける

二重否定は読者に戸惑いを与えるので避ける。「少なくはない」「悪くはない」などが続くと「わかりにくい日本語」という印象を受ける。

(4) 二重表現を避ける

学生のレポートを読んでいてよく目に付くのが、「違和感を感じる」である。1文の中に「感」が二つあるので、これは二重表現の部類に入る。これは「違和感を覚える」などに変える必要がある。

医療の現場には、レポートには不適切な業界用語が多量に存在している。実習生は、専門用語を使うように心がける必要がある。また、理学療法を受ける人や作業療法を受ける人、あるいは、それらの家族の人々が読んだ時に不快な印象を受けず、良い印象を残せるような言葉を選ぶ必要がある。「業界用語を使うと専門家になった」と錯覚するようだ。

(5)「認めた」の誤用を避ける

「所見では、……の断裂を認めた」という表現の、「認めた」は誤りである。主語を略した文章だが、これは「作業療法士は、……の断裂を認

めた」と意味である。これは受動態にした「……の断裂が認められた」
という表現が正しい。

練習レポート課題

1. レポートや記録を書く場合の専門用語についての考察

　１段目は、過去の「専門用語について考えていたこと」を書き始める。
２段目には、現在の「業界用語の問題点について理解したこと」を述べ
る。３段目に、未来の「実習レポートを書く場合の注意点」について述
べる。キイワードの「業界用語」を使用すること。

　前書きと後書きを添えること。

　前書き例：「このレポートには、レポートや記録を書く場合の専門用
　　　　　　語について述べる。特に、業界用語の問題点に説明する」。

　後書き例：「このレポートを書いたら、業界用語が不適切なことがよ
　　　　　　く理解できた。実習ではレポートを書く上での注意点がよ
　　　　　　くわかった」。

読むたびにアイデアが増える

　今までの文章構成では何を書いているのか自分でもわからず、
文法上もデタラメであったと思われる。授業で得たものは数知れ
ずあった。本を読むたびに自分の中でいろいろな文章構成のやり
方やアイデアが増えていくという不思議な感覚を体験した。これ
は文章を書く面白さと大切さを学んだからだと思う。このテキス
トは何度も読み返す価値があると思った。（学生のレポートより）

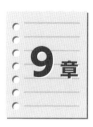

9章 物件化の克服と文章力の向上

　本章では「日本語における、人を物扱いした表現をせず、人格を尊重した表現をする特別な性質」について述べる。日本語には、存在の動詞「いる」と「ある」の使い分け、その他の動詞の使い分け、指示語の「それ」と「その人」の使い分けがある。敬語の物扱いについても考察する。洗練した日本語を書くためには、物扱いを避けて、人格を尊重した表現をする必要がある。こうして文章力を向上させる。

1．日本語は「人の物扱いを避け、人格を尊重する」特質がある
1）日本語では存在の動詞を無生物と生物で使い分ける
　日本語は存在を表す動詞「いる」と「ある」を生物と無生物によって、やかましく使い分ける。これは日本語以外に、世界中にはないと言われている[註8)]。
　　生きて活動する物：「人が」「犬が」「虫が」→「いる」
　　活動しない無生物：「机が」「木が」「マイクが」→「ある」
　これを次のように言わない。この場合は、人の物扱いである。
　　「人が」→「ある」（人の物扱い）
　　「机が」→「いる」（物の人扱い）
　英語では、人も机も区別しないで is を使う。
　　The man is here. The desk is here.
　擬人法と擬物法は文学（虚構）の修辞法の一つである。「作業療法独自の現象が眠っている」という表現の「現象が眠る」は擬人法である。事実だ

けを述べる論文では「眠る」は人と動物に使われる。「現象が眠る」を観察することは不可能である。「海は招く。雪は太郎を眠らせる」は擬人法である。海が招いたり、雪が眠らせたりする現象を観察できない。「彼は歩く字引である。He is a walking dictionary は擬物法である。これは物扱いと言える。擬人法と擬物法は、文学では許されるが、論文では不適切である。

2）日本語では無生物と生物で使い分ける動詞がある

　　　生物：「人を」「犬を」「虫を」 → 「連れて行く」「連れて来る」

　　　無生物：「机を」「木を」「マイクを」 → 「持って行く」「持ってくる」

　　これを次のようには言わない。やはり人の物扱いである。

　　　「人を」 → 「持って行く」（人の物扱い）

　　　「人を」 → 「借りる」（人の物扱い）「人の手（力・知恵）を借りる」は良い

　　　「机を」 → 「連れて行く」（物の人扱い）

　　英語では、人も物も区別しないで take を使う。

　　　Take me with you.（私を連れてって）

　　　Take an umbrella.（傘を持って行きなさい）

3）日本語では指示代名詞も無生物と生物で使い分ける

　　　生物：「人を」「犬を」 → 「その人を」「その犬を」

　　　無生物：「机を」「木を」 → 「それを」

　　これを次のように言わない。やはり人の物扱いである。

　　　「人を」 → 「それを」（人の物扱い）

　　　「机を」 → 「その机を」（この場合は、物の人扱いにはならない）

　　筆者がボランティアに行っていたある病棟で、「ぼくたち寝たきりの子どもを『それを持って行って』と物扱いにされるのが嫌だ」と言っていたのを聞いたことがある。英語では、人も机も区別しないで the を使う（the man, the desk）。

9章 物件化の克服と文章力の向上

4）日本語では人間の食べ物と動物の食べ物を区別する

日本語では、人間の食べ物は、食物、食料、食糧、ごはん、めし、ご馳走などという。しかし、家畜の食べ物は「餌」や「飼料」を使う。人間の食物には「餌」や「飼料」は使わない。人間への「餌」は飼い慣らされた家畜と同等を意味し、人間を卑下する言葉である。

英語の food には、人の食料、動物の餌、植物の肥料、心の糧などの意味がある。動物の食べ物の dog food, cat food という表現がある。

5）日本語では、物を数える場合にも生物と無生物を区別する

人間は「一人、二人」、大きい獣は「一頭、二頭」、小さい獣や虫は「一匹、二匹」、鳥は「一羽、二羽」、ざるそばや看板は「一枚、二枚」、鏡や碁盤、琴は「一面、二面」、イカは「一ぱい、二はい」と数える。

中国語も同様な数え方をする。人間を「一箇人、二箇人」と数える。イヌを「一条狗、二条狗」と数える。これは東南アジアの言語の性格である。ヨーロッパ言語では人と物を区別しない。英語では、ワン、ツー、スリー、ドイツ語では、アイン、ツヴァイ、ドライ、フランス語では、アン、ドゥ、トロワと数える。迷子の幼児を「一匹、二匹」と数えた遊園地の職員がいた。これは自分より小さい者に対する優越感が働いていると考えられる。

6）社会人に求められる言語の良識

日本語では人間と物の存在の動詞を分けて表現するので、人間を物件化する危機が大きい。8章で挙げた例のように、「体転」では、患者を物ように転がすことになる。「オペ出し」「リハ出し」も「昆布出し」と同じである。患者を「上の階に上げる。降ろす」も物扱いである「お連れする」など表現に配慮する必要がある。患者は物ではなく、人格の存在である。日本語の文法に合った表現が求められる。

介護施設のデイサービスへ車で送迎の際の「Ａさんを拾ったら全員です」という言い方、入浴介助で「その患者さんを放り込んだら終わり」も物扱いである。荷物は積むが、人は乗せる。物は放り込むが、人は入れる。患者は物ではなく人格のある存在である。拾ったお年寄りは、夕方、家に送り届ける時には「捨てる」ことになる。
　人間を対象とした職業では表現のこの点に配慮する必要がある。これは、日本語の特質である。良いとか優れているという意味ではない。患者に「様」を付ければ接遇になるのではない。物扱いせず、人格を尊重した日本語の特質に合った表現が求められる。これは、社会人に求められる言語の良識である。8章で述べた指摘、対象、コンプライアンス、体位交換、熱発、介入も「人の物扱い」という共通点がある。
　アメリカでは、『It（それ）と呼ばれた子』[註9]がベストセラーになった。日本でも話題になった。その子は、David, my son, you, とは呼ばれなかった。

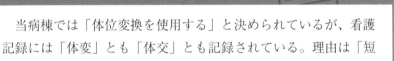

物扱いでなく人扱いで書く

　当病棟では「体位変換を使用する」と決められているが、看護記録には「体変」とも「体交」とも記録されている。理由は「短縮」「習慣だったから」で、問題に思われていない状態である。
　略す前の言葉には人に対する援助の意味がある。しかし、略した後の言葉は意味が変わって物扱いになる。看護師は、援助しているのは人であることを認識する必要がある。
　カルテ開示に伴い、第三者が記録を見ることも出てくる。その際、物としての扱いではなく、人として関わっている記録であるよう、言葉を大切にしていく。　　　　　（受講者の自己評価より）

2. ヨーロッパの言語では、物と人を区別しない

1）ヨーロッパの言語には「人間を物扱いしない」という文法がない

　ヨーロッパの言語では、人と物との存在を表す動詞を区別しない。英語では、she, he, it の存在を表す動詞は共に is である。she, he, it の複数形は they である。また、生き物と無生物で区別した表現をしない。「人を連れて行く」も「物を持って行く」も take である。また、「人を連れて来る」も「物を持って来る」も bring である。「子どもの手を引いて」と「バッグを背負って」は、With my son. With my bag. とどちらも with である。「彼」と「彼女」には、he, she と区別はあるのに、「彼ら」「彼女ら」の複数はどちらも they で区別がない。これは物の複数「それら」の意味にも使う。ヨーロッパの言語には「人間を物扱いしない文法」がない。しかし、アメリカで『It（それ）と呼ばれた子』がベストセラーになった。物扱いの概念はある。この問題を指摘したのがカントである。

2）カントの指摘（物は手段、人格は道徳目的）

　ドイツの哲学者インマヌエル・カント（1724 ～ 1804）は物と人格の関係を明らかにした。物は手段として使用され、人格は道徳の目的とみなされる。人格が手段として使用されると人格の物件化が起こる。

　　存在するものの中には、その現実的存在が我々の意志に依存するのではなくて、自然に存在しているものがある。そしてそのような仕方で存在するものが理性をもたない場合には、手段としての相対価値をもつだけであり、その故に物件と呼ばれる。これに反して理性的存在者は人格と呼ばれる。

（『道徳形而上学原論』註10)）

　　人間は物件ではない。したがってまた単に手段として使用され得るような何か或るものではなくて、彼のいっさいの行為において、いついかなる場合にも目的自体とみなされねばならない。　　　　　　　　（『道徳形而上学原論』註11)）

最高目的といえば、それは道徳性の目的である。　　　　（『純粋理性批判』註12)）

　他人に偽りの約束をしようともくろんでいる人は、他人を単に手段として利用しようとしているだけである。人間の権利を侵害する人が、他人の人格を単に手段としてのみ利用しようとたくらみ、これらの人を理性的存在者として、いついかなる時にも目的としてみなさるべきであるということ……を考慮に入れていないことは明白だからである。　　　　　　　（『道徳形而上学原論』註13)）

　筆者は昔、次のようにしてお金を騙し取られたことがある。警備会社からの派遣社員としてある職場で当直をしていると、親しげに近づいて来る同僚がいた。彼は「夜食だ」と言って寿司を何度か置いて行った。その後、「給料が出たら返すから 2 万円貸してくれ」と頼まれた。返ってこないだろうと予測したが貸した。彼は翌日、会社を辞めてどこに行ったかもわからなくなってしまった。なるほどうまく騙すものだ。2 万円の寿司は高い授業料だった。筆者は彼を人格として見なしたが、彼は筆者を手段として利用した。

3．人間の物件化とその克服の歴史
1）人間を物件化した歴史

　人格は物（手段）として見られる時に、危機が存在する。人間文化には西洋でも東洋でも、人間を奴隷、搾取、資源、人材、人体部品とした物件化の歴史がある。

　封建制における領主による農業奴隷からの搾取、資本主義における資本家による労働者からの搾取、共産主義における国家による労働者の管理・搾取、15 〜 17 世紀のヨーロッパ人による数千万人のアフリカ人を奴隷としてアメリカ大陸に運んで売った奴隷貿易、中国の賤民、日本の賤民、幕府による農民からの租税搾取、明治時代の天皇制維持の手段として使用された人民への施薬救療、戦争における人的資源の利用、産業資本の労働力利用、臓器移植法による人体の部品化などがある（『看護

9章 物件化の克服と文章力の向上

学生のための倫理学』髙谷修著、金芳堂刊参照)。

２）物件化の克服の歴史

　全ての人の平等と権利、自由と幸福の追究を宣言したのはアメリカ合衆国の独立宣言である。「1776年7月4日、コングレスにおいて13のアメリカ連合諸邦の全員一致の宣言」「われわれは、自明の真理として、すべての人は平等に造られ、造物主によって、一定の奪いがたい天賦の権利を付与され、そのなかに生命、自由および幸福の追求の含まれることを信ずる」(抜粋)[註14]。しかし、独立宣言を起草した人々にとって、平等は白人だけの権利であった。憲法で奴隷制を廃止したのは1865年、黒人の人権保障は1896年、インディアンの市民権付与は1924年である。

　1833年にイギリスは奴隷制廃止法を制定した。「第12条　イギリス植民地において奴隷の身分におかれている者はすべて、……自由であり、……絶対的かつ永久に解放される」。1789年8月26日、フランスでは「人および市民の権利宣言」(人権宣言)が出された。「第1条　人は、自由かつ権利において平等なものとして出生し、かつ生存する」と宣言している。1848年11月11日、フランス共和国憲法では、第6条に「奴隷制はフランスのいずれの土地でも存在しない」とある。日本国憲法では(1946年11月3日公布)「第13条　何人も、いかなる奴隷的拘束を受けない」とある。

人の物権化とその克服の主な歴史

	古代西洋	1493～1865年	産業革命 1830年以後	1990年以後
物件化	奴隷	奴隷貿易 奴隷制度	産業革命　資本主義	臓器移植技術
克服	奴隷は、ギリシアでは生きた道具、イタリアでは話す道具	アメリカ南北戦争 リンカーンの奴隷制廃止宣言 フランス革命 奴隷制廃止	憲法による人権保障 社会保障制度の開始 年金・医療保険・雇用保険・社会福祉	臓器移植法 しかし、臓器は売り買いされている

1948年国際連合第3回総会決議には、「第4条　何人も、奴隷もしく
は苦役の下におかれることはない。奴隷及び奴隷売買は、いかなる形に
おいても、禁止される」とある。

4．敬語と物扱い

　日本語の敬語の本質は、話の相手と話題に出てくる人に対する敬意で
ある。敬語には、「尊敬語」(召し上がる)、「謙遜語」(拝見します)、「丁寧
語」(〜〜ます) がある。敬語を使う場面は、年齢の上下、初対面と知り
合い、先輩と後輩、職場での地位の上下、客と商売人、教師と生徒、患
者と理学療法士、作業療法を受ける人と作業療法士の関係、その他があ
る。

　学校や職場では、年下の先輩と年上の後輩への敬語が微妙である。こ
の場合は年齢ではなく先輩後輩が判断時の優先事項となる。この場合は
直接尋ねて敬語の程度を確認すれば良好な人間関係が築けるだろう。

1）物扱いの敬語
（1）区別は物扱い

　まず、地位を確認し、上下を判断する必要がある。そして敬語を使う。
学校での先輩後輩の関係は敬意というより、区別が優先している。人格
ではなく、地位が判断基準である。これは物扱いである。学校教育法に
よれば、4月1日と4月2日が学年の境目となっている。

（2）商売の敬語は物扱い

　接客業では、敬意に関係なく、商売人は敬語を使う。客を敬い、自分
を謙遜する。これは物を売ることによって、代金を得るためである。人
格に関係のない敬語もある。ビジネスでは敬語は商売道具の一つである。

（3）度を過ぎた敬語は物扱い

　度を過ぎた敬語は相手の高さを正しく判断していないから良くない。

「患者様」という言い方をされて持ち上げ過ぎを感じた人は、敬意ではなく、その反対を感じる結果になる。これも物扱いである。

(4) 少し上の敬語を使う

全く敬語を使わないのでは、相手を自分と同等か、以下を表す。日本語ではこれは失礼にあたる。これも物扱いである。日本語の敬語では、相手を自分よりも少し上の表現をして、敬意を表すようになっている。

(5) 相手を受け入れない物扱い

相手に一線を引きたい時にも使う。「これ以上あなたとは親しくしたくない」という時に、敬語を丁寧に使う。つまり「あなたを受け入れたくない」という意思を表す。

2) 敬語の本質は敬意である

(1) 敬語は身内では少ない

身内では敬語は少なくなる。家族の間では敬語は少なくなる。これは親密度と反比例する関係である。初対面の他人では敬語を使う。やがて結婚して身内になると敬語は少なくなる。新入社員は入社したばかりでは、知らない人なので敬語を使う。しかし親しくなると職場の人が一つのファミリーのようなものになり、年齢差があっても敬語は少なくなる。敬語は親密度のバロメーターである。敬語が少なくなったら、親しくなったことを意味する。

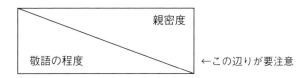

(2) 親しき仲にも礼儀ありの敬意

親しさの度合いによっても敬語の程度は少なくなる。例えば、実習生と患者の関係でも、ある程度知り合いになると敬語の程度は少なくなる。

しかし身内ではないので、「友達感覚の実習」は良くない。「親しき仲にも礼儀あり」の諺にある通り、実習生と患者との関係は敬語を使う関係である。

(3) 全てのものに敬意を表す

　おいなりさんやだいこんさんも、食べ物に対する感謝や敬意である。京都では敬語という意識はないようだが、子どもに、便を「うんこさん」と教える。食べ物に感謝して食べ、出るものにも敬意を表す。おシッコには、「さん」は付けない。二重敬語になるからである。しかし、おいなりさんは二重敬語だが全国で使われている。生きていること、生きているもの、存在する全てのものに感謝する。上下や区別優劣、長短などに関係なく、全てのものに敬意を表す。これが敬語の本質である。

(4)「患者さん」という呼び方が妥当

　「……様」が使われるのは、①改まった（格式張った）席、②商売の客、③丁寧語（お疲れさま）、④手紙の宛先、⑤敬語（奥様、お子様）、⑥皇室の尊称（さま）などのような場面である。1990年代に、全国の病院で患者の呼び方が「さん」から「様」に変わった。敬語と親密度の関係は反比例の関係であるから、「様」呼びは次のような問題が発生する。看護師は患者に対して、格式ばった言い方で、親しくなりたくないという拒否の意味がある。度の過ぎた敬語なので、敬意の反対を表す。患者は「看護師さん」、看護師は「患者様」と呼び合うおかしな会話になる。敬語の程度は親しくなると低くなるという理由から「患者さん」と呼ぶのが妥当である。2010年頃から「患者さん」に戻りつつある。

5．ブーバーの対話とジュラードの自己開示、ジョハリの窓

1）マルチン・ブーバーの「人格の世界と物の世界」

　マルチン・ブーバー（1878～1965）は、我－汝、我－それ（物）の関係を説明した（『我と汝・対話』[註15]）。我－汝（Ich‐Du）は人格の世

界である。汝は親称（現代語で「おまえ」）である。ここでは、自己を開示し、言語を生み出し、呼びかけ、応答して対話する。人と人、神と人間の人格関係の世界である。これに対して、我－それ（Ich‐Es）は物の世界である。停止している物、時間・空間の世界である。「それ」を彼（Er）、あるいは彼女（Sie）に置き換えても意味は同じである。物の世界では対話はできない。

我－それ ↔	我－汝
物扱い	敬意
物	人間
体験	対話
自然物	人格

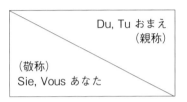

　ドイツ語には、2人称単数（あなた）に敬称 Sie と親称 Du がある。Sie は社交辞令で距離をおく改まった呼び方である。これは、表面的な関係の時に用いられる。一方、Du は家族や友人などの親しい間柄や神に用いられる。向き合う相手の人格に直接に関わり、真実の自己を開示し、心と心が触れ合う関係である。フランス語にも敬称 vous（あなた）と親称 tu（おまえ）がある。恋人以前は vous と呼び、結婚後は tu に変わる。

2）S・M・ジュラードの自己開示と自己隠蔽

　臨床心理学者のシンディ・マーシャル・ジュラード（1926～1974）は我々に「自己開示」のメッセージを残した。

> 全ての人は、今あるがままの自分の姿を仲間たちに知らせているか、それとも現実の自分とは違う人間に見られたいと願って、本当の自分を隠しているか、どちらかを選択している。人間は隠す方を選んできた。私たちは自分の存在を他者に対して隠しているために、真の自己との接触を喪失している。本書は次の仮説を追究している。自己を開示し、他の人々と存在する勇気を獲得し、自分にとって意味ある目的を発見すると、健康と人格的発達を達成することができる。
>
> 　　　　　　　　　　　　　　　（『透明なる自己』[註16] より要約）

自己隠蔽は表面的な対人関係である。これは物との関係である。ジュラードは、「私の存在を高揚させ、私の自己感と世界把握を大きくした作家がいる」として17人を挙げ、その中にブーバーの名を入れている。自己開示は人格的な我と汝（私と貴方）の対話である。

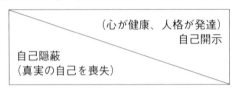

3）ジョハリの窓と物扱い

　「ジョハリの窓」は、臨床心理学者ジョセフ・ラフトとハリー・インガムが1957年に共同で考案したものである[註17]。心には四つの窓がある。Ⅰの領域（自己開示し我と汝の対話の行なわれる自分が知っており他人も知っている領域）、Ⅱの領域（自分は知らず他が知っている自分の盲点である領域）、Ⅲの領域（自分は知っているが他人が知らない他人には隠しておきたい領域）、Ⅳの領域（自分も他人も知らない未知の領域）の四つである。

	（自分が知っている領域）	（自分が知らない領域）
他人が知っている領域	Ⅰ　自由な領域 自己開示　対話	Ⅱ　盲点の領域 自分が気付かない
他人が知らない領域	Ⅲ　隠す・避ける領域 自分だけが知っている	Ⅳ　未知の領域 潜在意識

　Ⅰの領域の狭い対人関係は、人格と人格との関係ではなく、物との関係と言えるだろう。ジョセフ・ラフトは、「［他者の気持ちを尊重する］感受性は、Ⅱ、Ⅲ、Ⅳの領域の行動の隠された面を適切に察し、それを隠しておきたいという他者の思いを尊重することを意味する」と書いている。この配慮のある対人関係は人格の関係と言えるだろう。

9章 物件化の克服と文章力の向上

心の窓は家に譬えられる。Iは居間、IIは客間、IIIは個室、IVは物置きのようなものである。Iの自己開示の領域の広い人は円熟した人格である。II、III、IVの領域が広い人は未熟な人格である。心は完全ではあり得ない。人間は隠してもおきたい、盲点も抱えて生きている存在である。看護師が患者に自己開示を求める場合、「話をした後で『喋らなければよかった』と後悔するようなら話さないでください」と、前置きの配慮が必要である。盲点、避ける・隠す、未知の領域の多い人の対人関係は表面的である。これは物扱いである。

練習レポート課題

1. これまでの「人を物扱いした表現」についての考察

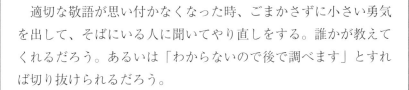

敬語に詰まったら尋ねる

適切な敬語が思い付かなくなった時、ごまかさずに小さい勇気を出して、そばにいる人に聞いてやり直しをする。誰かが教えてくれるだろう。あるいは「わからないので後で調べます」とすれば切り抜けられるだろう。

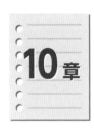# 10章 美しい文章

　「art」には、技術と芸術という二つの意味がある。理学療法と作業療法が「技術」の世界に属するならば、それは「芸術」でもある。なので、理学療法と作業療法の実習生が書くレポートには美的世界が描かれることになる。また、理学療法と作業療法は行為を研究する学問なので、これらの実習生には美しい行為が必要である。美しさには、外見的な美と内面的な美がある。外面的に整った文章であっても振り込め詐欺の内容では美しいとは評価されない。文章には、字が綺麗、わかりやすいといった外面的な美しさと、内容が良いといった内面的な美しさがある。

1．美しい行為
1）きらびやかな飾りは美しいという価値観

　文を飾るのは修飾語である。主な修飾語には名詞を飾る形容詞、動詞を飾る副詞がある。1章で、文は「主語は頭、述語は体」に譬えた。修飾語も同様に、形容詞は「ぼうし」に、副詞は「服」に譬えることができる。目的語「……へ、……に、……を」などは「荷物」に、荷物を飾るのは「ふろしき」に譬えることを加えておく[註18)]。「きらびやかな飾りは美しい」という価値観であれば「形容詞や副詞を多用する文が美しい文章である」となる。そして、より高価な飾りが美しいとなる。

2）飾りではなく行為が美しいという価値観

　一方「美しさは飾りではなく、行為である」という考えがある。筆者

10章 美しい文章

は「服装は清楚に、あまり飾らずに」という立場で論を進めてきた。修飾語の多い文章は飾りのきらびやかさに目を奪われて、文章の良い悪いがわかりにくい。これに対し、修飾語を使わずに書いた文章は、書き手の行為が見えてくる。行為には思想が伴うから、書き手の行為と共に思想も見えてくる。したがって、美しい文章とは、美しい行為から書き表された思想であると言える。つまり患者への支援を行なう実習生の行為からは「理学療法観」や「作業療法観」が見えてくる。しっかりとした思想に裏打ちされ書き表された文章は、美しい文章である。

　ユダヤの賢者は次のように教訓を語っている。「あなたは施しをする場合、右の手のしていることを左の手に知らせるな。それはあなたのする施しが隠れているためである」（マタイによる福音書6章3-4節。『聖書』日本聖書協会訳 1969）。本書では、自分の文章を自ら褒めることなく、ほかの人が褒める文章、自分の行為が隠れている文章を美しい文章として論を進める。

3）シラーの美しき立場

　美しい行為について、シラー（1759～1805）の譬え話[註19]がある。200年以上も前の時代の話である。寒空の荒野に、一人の男が怪我をして倒れていた。ここを5種類の男たちが通り過ぎていく。

　一番目の旅人が通りかかった。彼は事情を訴えて助けを求めた。旅人は心を動かされて言った。「それは気の毒だ。私の財布があるからやって来る人に頼むがいい」。彼は「ご厚意はありがたいが、あなたの少しの感性で人の苦悩を耐え忍んで見ることに比べると、財布を取り出すことは半分の価値もない」と断った。これは功利的でも道徳的でも、寛大でも美的でもなく、感情が動かされただけの親切に過ぎなかった。

　二番目の旅人が現れた。彼は再び助けを求めた。旅人は言った。「あなたを助けていると損をする。お金を払ってくれるなら背負って僧院に運んであげよう」。彼は「賢いやり方ですが、あなたの親切はあまりほめたものではない。あそこに

馬に乗った人が来る。彼は無償でやってくれるに違いない」と断った。この行為は善意でも義務でも、寛大でも美的でもなく、功利的なものだった。

　三番目の旅人は傷ついた男の傍らで災難の話を聞いた。旅人は内心と戦いながら言った。「病弱な私の体を護ってくれる外套を手放すのは辛い。疲れ切っているから馬を譲るのも辛い。しかし義務感が命じるから、この外套を着なさい。馬で運んであげよう」。彼は「あなたの誠意には感謝するが、あなたが困っているのだから、苦労はかけられない。二人の男が来る。彼らならやってくれるだろう」と断った。この行為は理性的で道徳的行為だけれど、感性の利害に反したものだった。

　四番目に、二人の男が近づいて災難の話を聞いた。「こいつだ。われわれの探していた男は」。この男は彼らを不幸に陥れた敵であった。二人は復讐するために追ってきたのだ。「憎しみと復讐を満足させるがいい」。彼は覚悟して言った。ところが、一人が言った。「お前を助けてくれるところまで連れていこう」。男は「許してくれるのか」と問うた。するともう一人が言った。「いいかげんにしろ。私がお前を助けるのは、お前を許すからではなく、お前が惨めだからだ」。すると男は「私はどうなってもよい。高慢な敵に救ってもらうよりは、惨めに死んだ方がましだ」と断った。

　五番目の旅人が来た。男は考えた。「何度も欺かれた。あの旅人も助けてくれる様子はない。やり過ごそう」。そして立ち上がって歩き出そうとした。ところが、旅人は背負っていた重い荷を降ろして言った。「隣村はまだ遠いから、そこに到着するまでに出血して死んでしまう。私の背につかまりなさい。あなたを運んでいこう」。「では、あなたの荷はどうなるのか」。「どうでもよいことだ。私が知っているのは、あなたが助けを必要としていて、私があなたを助けねばならないことだけだ」。

　シラーによれば、美的行為は、感情や経済、道徳や高慢によるものではなく、直接的で無条件、見返りを求めない行為である。この実践には身体的、精神的、経済的、社会的に余裕が必要である。

　さて、理学療法や作業療法がart（芸術）であるならば、理学療法士と作業療法士は、患者の心というカンバス（画布）に何色を描くだろうか。感情や損得、義務や高慢という色の療法はふさわしくない。直接的で無条件、見返りを求めない行為を色で考えると、彼らの行為は透明色

10章 美しい文章

に譬えられる。ジュラードは『透明なる自己』[註16]を著した。ナイチンゲールは「他人の感情のただなかに自己を投入する」[註20]と言った。理学療法士と作業療法士の行為が隠し立てされることなく自己開示され純粋で透明色である時、患者の心のカンバスには幸という色が描かれるだろう。

4）美しい文章は美しい行為から生まれる

①動機が美しい

　この５人の旅人の行為は、我々の行為を反省する参考になる。理学療法や作業療法の場面で治療体操や作業支援の動機は何か。シラーの譬え話に沿って考える。第一に「かわいそうだから」というのでは感覚的すぎる。第二に「給料をもらっているから」では打算的である。第三に「義務だから」というのではあまりに冷たすぎる。第四に「惨めだから」というのでは高慢である。第五に「作業支援をしよう」「治療体操をしよう」という動機であれば、行為は綺麗である。

　筆者はこの五つの動機の他にもう一つの動機を付け加える。それは「練習のためにする」という動機である。これでは支援者中心である。患者は練習材料にされている。患者には人間扱いされない寂しさが残る。「治療体操を支援する」「作業を支援する」などのように、患者の問題解決を第一の目的とすることが患者中心の支援である。実習生のレポート執筆は第二目的である。

２．教師と生徒の人間関係

　教育における教師と生徒との関係には、一般的には、支配－服従関係、平等関係、尊敬による服従関係の三つの型がある。しかし、鯵坂二夫によれば第四の教師・生徒関係が存在する。

1）教師と生徒の人間関係の第四の型（『教育原理』[註21]）

　第四の関係は他者実現の立場である。「この他者実現の立場にあっては、指導者も被指導者もないのであって、教える者はかえって、教えられる者によって教えられるのである。この、他者の不思議なる力を媒介としての相互成就の世界こそはあらゆる教育関係の基礎と言うべきである」。教える者と教えられる者全ての人間関係は相互成就で成り立っている。親は子どもを育てることによって、子どもから教えられて成長する。勉強を教えた子どもは、もっと上手に教えようとして、勉強の意欲が増す。実習に出た学生は、患者にもっと良い理学療法や作業療法を提供しようと思うようになり、知識と技術の学習と、そして温かい思いやりの研鑽に励むようになる。禁煙を励ます人は、励ますことによって、禁煙が成功する。教師は教えることによって、生徒から教えられる。

　幼い子どもは、ままごと遊びをする時に援助者の役割を演じたがるものである。援助するということは、気持ちのいいものである。教えたり援助したり与えたりすると、自尊心が高まる。やる気が湧く。援助者であることによって、多くの人が益を受けている。教えることは、より学ぶための最良の方法である。

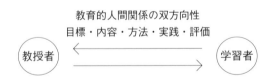

　一般に、教育は一方向的な関係として理解されている。しかし、これは誤解である。糖尿病で自己管理できない患者は、誤知識や不充分な理解の場合がある。この患者へ一方向的に新しい知識を与えただけでは、療養指導は成功しない。誤知識に新知識は結びつかない。誤知識や不充分な理解と新しい知識を結びつけるのは、患者自身である。だから、支援する者は患者からどのような療養をしているか教えてもらう必要があ

る。そして、誤知識と新知識との調整指導をする。やがて患者は新知識を習得するだろう。このように教育は、二方向、双方向、相互成就で成り立っている。

3．理学療法士・作業療法士と患者の人間関係

　この教師と生徒の四つの関係は、実習生・患者関係にも当てはめて考えることができる。

①理学療法士・作業療法士は支配命令する者。患者は服従する者。これは正しくない。また、これは支援者から患者へと一方向である。

②理学療法士・作業療法士と患者は同僚関係にある。これも正しくない。援助する者とされる者は違う。

③尊敬による服従関係。患者は理学療法士を尊敬して身を委ねる。しかし、この関係は、支援者から患者へと一方向的である。

④他者実現の念願の関係。支援する者は支援する行為によって支援される。支援される者も支援される行為によって支援する。つまり、両者の関係は双方向的である。

　理学療法士・作業療法士が患者に指導を行なう時、説明しながら、自分も指導される。教える行為の中で新たな気付きがある。また人に教えるためには、自分が勉強しなければ教えられないと自覚する。勉強の大切さを教えられ、学習意欲が増す。

　世話を受けるだけの存在の患者や作業者は「もう、お迎えが来て欲しい」と「自己の存在価値」を見失いがちである。「そんなこと言わないで」「元気出して」と否定、指示は言わない。「困りましたね」「つらいですね」と肯定し、共感の言葉を語る。患者は治療を受けるうちに、また作業支援を受けるうちに、理学療法士・作業療法士が指導の技術を向上する姿を見る。患者は、「世話になりっぱなしの自分でも人様の何かの役に立てる」という存在価値を見出し、生きている喜びを感じる。患

者は支援される中で理学療法士・作業療法士を支援する。これは相互成就の世界である。理学療法士・作業療法士も患者も共に他者実現を念願する世界である。他者実現を念願するとは愛する行為の一つである。

4. 愛の3段階（自然的物欲愛・価値愛・他者実現愛）

　我々は「愛するとはどんなことであるか」を古代ギリシア人から学ぶ。ギリシア語の「愛」にはエピテュミア、エロース、アガペーの三つがある。日本語ではそれぞれ「自然的物欲愛」「自己実現（価値）愛」「他者実現愛」である。愛の対象は「物」「価値」「他者」の三つである。

愛の第1段階：エピテュミア（自然的物欲愛）

　第一の愛は動物的で、自然的である。ハーロウ[註22]（1893〜1960）は、子どもの愛情がどのように芽生えるかサルの子どもを使って実験した。子どもの愛情は学習されたものか、それとも母親に備わっている一定の刺激特性が子どもの愛着行動を惹起するのかを調べるためである。生まれたばかりの子ザルに、針金でできた冷たいが乳を出す親と、布でできて保温してあるが乳が出ない親を与えて観察した。すると子ザルはいつも布でできた親に抱きついていて、哺乳の時だけ針金の親のところに行った。この結果から、ハーロウは「接触の愛撫が母親に対して愛情をそそぐ誘因となっている」と結論を下した。

　子どもの愛情は、肌を触れることによって芽生えると考えられる。きわめて物欲的なものと考えることができる。母と子、夫と妻の間にもこれと似た力が働いていると考えられる。人とひとを結びつける力ともなっている。子どもと大人の教育的関係に見られる人格的なものの根柢には、自然的物欲愛が存在している。しかし、自然的物欲愛には、相手を物件化し物扱いしてしまう危険性がある。

愛の第2段階：エロース（価値愛・自己実現）

　第二の愛は人間的、文化的な価値愛、自己実現愛である。ギリシア語

のエロースは「価値を愛する」の意味である。これはプラトンの『饗宴』に記されている。エロースはポロス（知恵と方策に富裕の神）とペニア（貧窮の女神）の間に生まれた。エロースは母ペニアの血のゆえに、手に入れたものはすぐに手の間から漏れ落ちてしまう。しかし、一方、父ポロスの性質を受けたため、美しいもの、善きもの、価値、完全を目指して果てしなく、努力し励まなければならない悲劇的運命にある。エロース的自己実現の究極は奪う愛である。エロースは自己の成長のために吸収しようとして全てを奪う。自己実現は自己を中心とする。しかし、エロースは理想には到達し得ない。極端な自己主張は、あらゆるものを奪うことになる。そして、自分をも自殺に追いやる危険性を持っている。

愛の第3段階：アガペー（他者実現愛）

　古代ギリシア人が発見したもう一つの愛は、アガペー（他者実現愛）である。他者実現愛によって、物欲愛が人間を物件化する危険と、価値愛が持つ自己中心的で他者を奪いつくす危険を克服する道が開かれる。愛が、アガペー（他者実現愛）の愛、すなわち、見返りを求めない愛、無償の愛、犠牲的な愛である時、「心を尽くし、精神を尽くし、思いを尽くして」他者実現のために生きる時、それは自己実現となって還ってくる。自分を捨てる時に、自分を生かすことになる。愛は、与える行為によって与えられる。ここに愛の充足がある。どちらかへの一方向の愛は、枯渇してしまう。我が愛し、かつまた我も愛される。与える行為によって与えられて、愛は充足する。アガペー（他者実現愛）は、「人がその友のために自分の命を捨てること、これよりも大きな愛はない」[註23)]において完結する。

5．理学療法と作業療法における美しい行為

　入院した子どもは「肌の温もりという愛」を求めている。寝たきりになり、人生の最期を迎えた患者も、やさしい、温かな「手」を必要とし

ている。実習生が知識を増やし、技術の研鑽に励むのは価値ある努力である。これは自己実現である。しかし、自己実現だけにとどまっていては、奪う愛にとどまってしまう。得られても満足できず、無限に追い求める学問になってしまう。あるいは、時には自己の知識や技術を過信したり、絶対視してしまう危険性がある。だから、自己実現は、他者実現に転換する。実習生中心の研究ではなく患者中心の研究にする。実習生であっても、第一目的にすべきは学生の勉強ではなく、患者の問題解決である。まさに天動説から地動説へのコペルニクス的転回である。このように教育的人間関係は、一方向的ではなく、双方向的である。理学療法や作業療法が他者実現の愛の業(わざ)である時、美しい行為となる。美しい行為を書くことが、美しい文章を書く秘訣である。

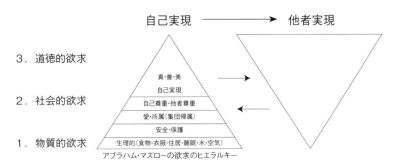
アブラハム・マズローの欲求のヒエラルキー

練習レポート課題

1．美しい文章についての考察

　美しい文章は、字がきれいなどの外見が良いということだけではない。美しい行為が書かれる必要がある。前書きと後書きを添えること。

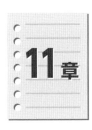

11章 推敲の仕方

　推敲の「敲」は常用漢字ではないから、中学と高校では指導しない漢字である（敲＝高＋卜（枝）＋又（手））。推敲は、推したり敲いたりするという意味である。だから「稿」と書き間違えない。これは、唐の詩人賈島が「僧推月下門」という句を作ったが、「推す」を改めて「敲く」にしようか迷って韓愈に問い、「敲」に決めたという故事から来ている。

　一般的に、推敲は字句を練ることとされている。これは字と共に句も練られる。句には、文節や段落、章も含まれる。だから、推敲は全体構成（結論の位置）・文の構造（主語と述語の繋がり）・時制の問題など、幅広く考える必要がある。我々は日本語で思考している。言語による思考の筋道が正しくなるように、文章を推したり敲いたりして練るのが推敲である。思考の筋道が正しいとは、多くの人が使っているのと同じように言葉を使い、意味が通じることである。本章では、思考の筋道が正しい文章にする推敲の仕方を研究する。

1．全体構成の推敲
1）問題解決構成の推敲

　本書の7章にあるように、問題解決を目的とした実践研究では、序論・本論（問題、仮説（目標）実践、問題の結果、実践の評価）・結論という構成になる。この中の一つも欠けないように筋道が通った文章に推敲する。

２）理学療法観・作業療法観の推敲

本書の５章と６章にあるように、本題・副題・第１文・根拠（複数の体験）・結び（理学療法士の役割・作業療法士の役割）で全体を構成するように推敲する。

３）レポートの推敲

「～～について述べよ」というレポートでは、本書の２章にあるように、まず初めに答えの概略（要約）を述べる。そして説明を展開する。終わりに結びを書く。添削者が内容の全体を把握できるように推敲する。

４）文頭と文末を肯定文に推敲する

書き初めと結びには肯定文を書く。ここに否定文（ではない）があると、読み手は何が始まりなのか何が結びなのかに戸惑う。文頭と文末は肯定文に推敲する。これはサンドイッチに似ている。

２．文の構造の推敲
１）物理的言語と抽象的言語を組み合わせた場合の推敲

物の名前には、物理的な世界の言語（オムツ、交換など）と、抽象的な世界の言語（体位、変換、対象）がある。これらを合わせて文章を作った場合の推敲には注意が必要である。

「体位」は抽象的言語であり、「交換」は物理的言語である。これを合わせて「体位を交換する」という表現は正しくない。「体位を変換する」のようにどちらも抽象的言語に推敲する。また、「オムツ」も「交換」も物理的言語である。「漢字に交換する」「オムツを変換する」とは言わない。「オムツを交換する」のようにどちらも物理的言語に推敲する。

２）主語・述語の「含むものと含まれるもの」との関係の推敲

物の名前には、含むものと含まれるものの関係がある。主語は述語に含まれ、述語は主語を含む関係にある。文の主役は述語である。
　作業療法は広義の概念である。手芸や工作は狭義の概念である。作業療法は手芸や工作を含み、手芸や工作は作業療法に含まれる関係にある。これを「作業療法は手芸と工作である」のように反対にすると正しくない。作業には、手芸と工作以外に、園芸、炊事など多くがある。

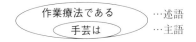

3）「作業療法を受ける人」と推敲

　8章で述べたように「対象とは、患者である」という定義は正しくない。「対象」を「作業療法を受ける人」と推敲する。また、「対象者」も不適切である。「対象者」を「作業療法を受ける人」と推敲する。

4）主語に述語が正しく対応するように推敲する

　文章を書くことに慣れていない学生は「理学療法士とは、……患者に理療運動を支援する」という文を書くことがある。日本語は主語と述語が離れるという性質のためにしばしば見られる誤りである。これは「理学療法士は、……患者に理療運動を支援する」と推敲する。「理学療法士及び作業療法士法第2条の2に［この法律で「作業療法」とは、身体又は精神に障害のある者に対し、主としてその応用的動作能力又は社会的適応能力の回復を図るため、手芸、工作、その他の作業を行なわせることをいう］とある。これは正しい。
　「文章を書く時に心がけていることは、まず初めに大きな項目を書き出す」という文は「～～心がけていることは、まず初めに大きな項目を書き出すことである」と対応するように推敲する。この場合「こと」が二重になる。これが嫌なら「文章を書く時に、まず初めに大きな項目を

書き出すように心がけている」と直す。これが洗練された推敲である。

3．長文を分割して意味を明らかにする推敲
1）複数の文節を繋いだ文は分割する
　文章を綴る際に1文の長さを意識しない人は、1文が40字以上の長い文章を書く傾向がある。この癖のある人は、三つ以上の文節を繋いで、1文が118字もある意味不明の文章を書くことがある。これは1文40字程の長さにして、2文節で1文に収めるとわかりやすい文章になる。こうして、洗練された日本語に近づくように推敲する。

（1文が**長く、良くない**例文）
　私は小学校時代から文章を書くことから逃げてきたので、書くことが苦手なため、今では大変困っているが、どのようにしたらいいわからないために苦戦してきたが、今回の授業を受けて少し慣れてきたので、これからは文章を積極的に書いていきたいと考えた（118字）。

（1文が**短め、良い**例文）
　私は小学校時代から文章を書くことから逃げてきたので、書くことが苦手だった（36字）。今では大変困っているが、どのようにしたらいいわからないでいる（31字）。これまでは苦戦してきたが、今回の授業を受けて少し慣れてきた（30字）。これからは文章を積極的に書いていきたいと考えた（24字）。

2）明確な表現に推敲する

　「AはBである。AはCではない。Dについては明らかではない。Eについて研究した」などは、明確でわかりやすい。「かもしれない。だろう」などは真か偽かが不明確な表現である。これは論文には不適切である。これらは、自信がなく、言い切れない時に無意識に使う傾向がある。自分の考えを書く場合には、「……と考えた」や「……と推測した」と推敲する。

4．三段論法での推敲

　三段論法の前提は「全ての」で始まる。2段目は「個別」に狭める。結論は個別の問題点を言及する。ここから作業療法計画を立案する。

MはPである　　　　　長期に入院する統合失調症病患者は施設病（ホスピタリズム）を発症する。

SはMである。　　　　Aさんは長期入院の統合失調症患者である。

SはPである。　　　　Aさんの統合失調症は施設病を発症している。

5．その他の推敲

　ここでは、特に気を付ける必要のある表現の推敲について述べる。「真か偽か」という考え方を参考にして推敲する。

1）「急性心筋梗塞後のリハビリテーション」は偽である

　8章に書いた、「急性心筋梗塞後患者のリハビリテーション」を真とすると、「急性心筋梗塞後のリハビリテーション」は偽である。このように、真の反対の偽との関連で表現が適切かどうかを判断することができる。

　　不安への支援　　　　→不安を訴える患者への支援

2）「～～と……を飲んだ」の推敲

　「パンと牛乳を飲んだ」では、「パンを飲んだ」ことになる。「パンを食べ、牛乳を飲んだ」と推敲する。そのほか、「頭、切った？」→「髪、切った？」、「散歩とケーキを食べた」→「散歩をしてケーキを食べた」と推敲する。ある学生が友人から「昨日、姉と晩ご飯を食べた」と聞いた。その時に違和感を覚えた。「姉が友人の胃の中に入っている可能性がある」とレポートに書いた。「昨日、姉と一緒に晩ご飯を食べた」でも良くない。これは本章の末尾に推敲文を掲載してある。そのほか、「妹とおやつを食べた」「患者とおやつを買いに行った」「ネコの缶詰あります」「犬とご飯を食べた」も推敲しよう。

3）時制の推敲

　レポートを書き上げたら、時制（過去・現在・未来）を推敲しよう。「来月退院の予定である」という時制は良くない。実習をしているその時は確かに来月である。しかし、レポートを書き上げて、読まれるのは何日か後のことである。「翌月退院の予定である」と推敲する。

　　きのう→前日　　　先週→前の週　　　先月→前の月　　　去年→前の年
　　きょう→その日　　あす→次の日　　来週→次の週、1週間後
　　来月→次の月、1カ月後　　　来年→次の年、1年後

4）ケアとリスクの推敲

　筆者は「リスクをケアする」という練り歯磨きを愛用していた。しかし「リスクとたたかう乳酸菌」というヨーグルトを買うようになってから疑問に思うようになった。「リスク（危険）をケア（世話）すると、虫歯が進行します」と手紙を出したら、「商品開発の参考にします」と歯ブラシ2本を添えて返事が届いた。間もなく「リスクをケアする」が消えた。

5）消去法を使って推敲する

　消去法は、全体から条件に合わないものを除いていき、残ったものを目的のものと選択する考え方である。それぞれの見出しは条件である。見出しに合わない内容は削除するか、同じような内容の場所に移動する。文章を推敲する場合に消去法の考え方を応用する。

6）収束的思考を拡散的思考に推敲する

　収束的思考は、ある決まった一つの考え方しかない思考方法である。これに対し、拡散的思考は様々な応用をする思考方法である。例えば、実習では患者に心の開示を求めるのではなく、学生の方が自己開示する。こうするとコミュニケーションが広がる。

11章 推敲の仕方

7）差別語や不快語の推敲

　これらの言葉そのものには差別の意味はない。しかし、人々が差別の意味で使用してきた歴史があるので差別語なのである。

(1)　身体の障害に関する差別語の推敲

①廃疾→障害　②おし→言語障害　③つんぼ→聴覚言語障害　④びっこ→歩行障害　⑤片輪→肢体障害　⑥めくら→視力障害　⑦不具廃疾→重度障害　⑧障害を持つ→障害のある

(2)　身体の特徴に関する差別語は使用禁止

　でぶ、ちび、やせ、でか、ハゲ、出っ歯、出目など

(3)　職業や身分に関する差別語は使用禁止

　穢多、非人、四つ、乞食、ものもらい、売女、ばばあ、じじいなど

　部落→集落、コミュニティ　　百姓→農民、農業、農家など

(4)　病名に関する差別語も使用禁止

　肺病→結核　　癩病→ハンセン病　　ライ予防法は 1996 年廃止。

　白痴→精神薄弱→知的障害　　蒙古症→ダウン症

(5)　英語における差別表現と言い換え（ごく一部）

　Miss, Mrs. → Ms ミズ　　disabled → people with disabled

　birth control 産児制限→ family planning 家族計画

※推敲例：「昨日、姉と二人で晩ご飯を食べた」

練習レポート課題

1．これまでにしてきた推敲についての考察

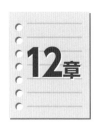
12章 漢字・現代仮名遣い・送り仮名

　本章では、漢字・現代仮名遣い・送り仮名の使用上の基準と例外について述べる。漢字使用には基準がある。理学療法学と作業療法学では、「常用漢字」が基本で、これに「医学専門漢字」（約520字）が加えられる。しかし、何でも漢字で書けばいいというものではない。例えば、「または」など接続詞は平仮名で書く。

　漢字の総数について述べておく。康熙字典は、中国（現在中華人民共和国）の清の康熙帝の勅命により1716年に編纂された。47,035字の漢字を収録してある。これは漢和字典の漢字配列の基準となっている。

Ⅰ. 漢字使用の基準
1. 教育漢字 (1,006字：2020年から1,026字)

　小学生が6年間に学ぶ漢字1,006字（2020年から1,026字）を教育漢字という。これは「常用漢字」に含まれている。文部科学省の『学習指導要領』に学年別漢字配当表がある。2020年から常用漢字だが教育漢字でなかった「潟、岐、香、佐、崎、滋、縄、井、沖」の9字と、常用漢字ではなかった「茨、媛、岡、熊、埼、鹿、栃、奈、梨、阪、阜」の11字が加わる。

　同『要領』（2008年）によれば、小学卒業時に「6学年の漢字を読む。5学年までの漢字が使える。6学年の漢字は漸次書く」となっている。漢字には音訓が多数ある。小学校では児童はそれらを全て学習するのではない。教育漢字の音訓全て習得するのは中学卒業までの間である。

12章 漢字・現代仮名遣い・送り仮名

2．常用漢字 [(1,006字＋939字＝1,945字)－5字＋196字＝2,136字]

　1981年に政府は1,945字の常用漢字を告示した。これにより、1946年に政府が告示した「当用漢字」(当面使用する漢字。当時、漢字使用を廃止しようという政治的な動きがあった) 1,850字の告示は廃止された。1,945字の常用漢字には教育漢字1,006字が含まれている。文部科学省の『中学校学習指導要領』(2008年) によれば、中学3年までに「教育漢字を書ける。使える」のほか「教育漢字以外の常用漢字の大体を読むこと」が目標である。また、同『高等学校学習指導要領解説』(2010年) によれば、高校3年までに「常用漢字の読みに慣れ、主な常用漢字が書けること」が目標である。

3．追加された196字の常用漢字

　2010年に政府は、5字 (勺・錘・銑・脹・匁) 削除し196字を追加した2,136字の常用漢字を告示した[註24]。この改定では字体が問題となった。漢字の字体には、漢和辞典にある漢字 (頰・塡・剝その他) と日本工業規格 JIS の漢字 (頬・填・剥その他) がある。漢和辞典の字体が正字とされ、JIS の字体は「字体の許容」とされた。

　新聞は、常用漢字を基準にしている。新聞が読めるためには、追加された常用漢字の知識が必要である。「疾病」はシッペイと読む。間違ってはいけない読みである。

ア行

　挨 (あい拶)　曖 (あい昧)　宛 (あ－てる)　嵐 (あらし)　畏 (イ・おそ－れる)

　萎 (イ・な－える)　椅 (イ子)　彙 (語イ)　<u>茨</u> (いばら)　咽 (イン喉)

　淫 (イン・みだ－ら)　唄 (うた)　鬱 (憂ウツ)　怨 (エン・オン)　媛 (愛ひめ・エン)

　艶 (エン・つや)　旺 (オウ盛)　岡 (おか山)　臆 (オク病)　<u>俺</u> (おれ)

カ行

　苛 (カ酷)　<u>牙</u> (ガ・ゲ・きば)　瓦 (ガ・かわら)　楷 (カイ書)　潰 (カイ・つぶ－す)

121

諧（俳カイ）　崖（ガイ・がけ）　蓋（ガイ・ふた）　骸（ガイ骨）　柿（かき）

顎（ガク・あご）　葛（カツ・くず）　釜（かま）　鎌（かま倉時代）　韓（カン国）

玩（ガン具）　伎（歌舞キ）　亀（キ・かめ）　毀（キ損）　畿（近キ）

臼（キュウ・うす）　巾（雑キン）　僅（キン・わずーか）　錦（キン・にしき）

惧（危グ）　串（くし）　窟（洞クツ）　熊（くま本）　詣（参ケイ・もうーでる）

憬（憧ケイ）　稽（ケイ古）　隙（間ゲキ）　桁（けた）　拳（ケン・こぶし）

鍵（ケン盤・かぎ）　舷（右ゲン）　股（コ関節）　虎（コ・とら）　鋼（禁コ）

勾（コウ留）　梗（コウ塞）　喉（咽コウ・のど）　乞（こーう）　傲（ゴウ慢）

駒（こま）　頃（ころ）　痕（瘢コン・あと）

サ行
　　　　　　　　　　　　　　　（曽と痩はJISの略字だが常用漢字に入れられた）

沙（サ汰）　挫（ザ折）　采（サイ配）　塞（閉ソク・ふさーぐ）　埼（サイ玉）

柵（サク）　刹（セツ那・サツ）　拶（挨サツ）　斬（ザン殺・きーる）　恣（シ意）

摯（真シ）　餌（ジ・えさ・え）　鹿（しか・か）　叱（シツ・しかーる）　嫉（シツ妬）

腫（シュ瘍・はーれる）　呪（ジュ・のろーう）　袖（シュウ・そで）　羞（シュウ恥）

蹴（シュウ・けーる）　憧（ショウ・ドウ憬・あこがーれ）　拭（清シキ・ぬぐーう）

尻（しり）　芯（シン）　腎（ジン臓）　須（必ス）　裾（すそ）　凄（セイ惨）

醒（覚セイ）　脊（セキ髄）　戚（親セキ）　煎（セン・いーる）　羨（セン望・うらやーむ）

腺（分泌セン）　詮（セン索）　箋（処方セン）　膳（配ゼン）　狙（ソ・ねらーう）

遡（ソ・さかのぼーる）　曽（ソウ孫・未ゾ有）　爽（ソウ・さわーやか）

痩（ソウ・やーせる）　踪（失ソウ）　捉（捕ソク・とらーえる）　遜（謙ソン）

タ行

汰（淘タ）　唾（ダ液・つば）　堆（タイ積）　戴（タイ帽）　誰（ダレ）

旦（元タン）　緻（チ密）　酎（焼チュウ）　貼（チョウ・はーる）　嘲（チョウ・あざけーる）

捗（進チョク）　椎（脊ツイ）　爪（つめ・つま）　鶴（つる）　諦（テイ・あきらーめる）

溺（デキ・おぼーれる）　填（補テン）　妬（ト・ねたーむ）　賭（ト・かーけ）　藤（トウ・ふじ）

瞳（ドウ・ひとみ）　栃（とち木）　頓（整トン）　貪（ドン・むさぼーる）　丼（どん）

12章 漢字・現代仮名遣い・送り仮名

ナ行

那（ナ）　奈（ナ良）　梨（山ナシ）　<u>謎</u>（なぞ）　鍋（なべ）

匂（にお－う）　虹（にじ・コウ彩）　捻（ネン挫）

ハ行

罵（バ・ののし－る）　<u>剥</u>（ハク・は－がす）　<u>箸</u>（はし）　氾（ハン濫）　汎（ハン用）

阪（大さか・ハン神）　斑（ハン点）　眉（ビ・まゆ）　膝（シツ・ひざ）　肘（ひじ）

阜（岐フ）　訃（フ報）　蔽（隠ペイ・ヘイ）　<u>餅</u>（ペイ・もち）　<u>璧</u>（完ペキ・ヘキ）

蔑（軽ベツ・さげす－む）　哺（ホ乳）　蜂（ホウ・はち）　貌（顔ボウ）

<u>頬</u>（ほお・ほほ）　睦（親ボク）　勃（ボッ興）

マ行・ヤ行

昧（曖マイ）　枕（氷チン・まくら）　蜜（蜂ミツ）　冥（メイ土・ミョウ利）　麺（メン）

<u>冶</u>（陶ヤ）　弥（や）　闇（暗やみ）　喩（比ユ）　湧（ユウ水・元気がわ－く）

妖（ヨウ怪・あや－しい）　瘍（腫ヨウ）　沃（肥ヨク）

ラ行・ワ行

拉（ラ致）　辣（辛ラツ）　藍（甘ラン・あい）　璃（瑠リ）　慄（戦リツ）

侶（伴リョ）　瞭（明リョウ）　瑠（ル璃）　呂（ロ律）　賄（ワイ賂）

弄（愚ロウ）　籠（ロウ・かご・こも－る）　麓（山ロク・ふもと）

腋（わきの下・エキ下）　　　　　　　　　　（アンダーラインのある漢字は、字体に注意）

4．一般社会での漢字使用の目安

政府の告示によれば、常用漢字は一般社会での漢字使用の目安である。

1）新聞社の漢字使用

新聞社では、中学校卒業程度の知識で新聞が読めるようにと常用漢字を使用漢字の基準にしている。常用漢字以外の漢字を使用する場合は、振り仮名を付けるか、平仮名書きをしている。例：一揆（いっき）、獅子（しし）、席巻（せっけん）、外様（とざま）、刃傷（にんじょう）、迂回（うかい）、冤罪（えんざい）、凱歌（がいか）、儀仗兵（ぎじょうへい）。

123

2）専門科学における漢字使用

前記告示には「この表（常用漢字）は、科学、技術、芸術、その他の各種専門分野や個々人の表記にまで及ぼそうとするものではない」と前書きがある。医学の専門用語は常用漢字の目安の範囲外である。例えば、身体各部の名称は常用漢字でないものが多い。顎関節症、頸部、口腔、膵臓、踵、鼻中隔彎曲症、髄鞘、頤、臍帯など。理学療法や作業療法のレポートでは、これらの医学用漢字には振り仮名を付けない。

筆者の調査によれば、医学・看護学で使用される（2010 年以前の常用漢字以外の）漢字は 520 字程度ある。これは『看護学生のための自己学習ガイドブック』（金芳堂刊、2014 年）に収録してある。

3）一般国民が書くことはない漢字が一つだけ常用漢字にある

それは、常用漢字にある璽（じ）である。国璽（こくじ：国の印鑑）。御璽（ぎょじ：天皇の印鑑）として使用される。法律の公布時に「御名御璽」と記してある。

4）教養漢字（おおよそ 3,000 字＝ 2,136 字＋ 864 字）

常用漢字の 2,136 字に 1,000 字を加えたものが教養漢字である。「国語辞典」では、おおよそ 3,000 字を収録している。次の漢字が読めたり、書けたりすると教養があるということになる。

鬱積、頷く、嬉しい、嚥下、貶める、襁褓、臥床、繋ぐ、瀰漫、糜爛、睫毛、螺旋、垳、截石位など（読みは p.133）。

5）日本語で使用される漢字はおおよそ 6,000 字

6,000 字が日本語でおおよそ使用される漢字である。ただし、名字の高（高）、吉（吉）、﨑（崎）、橋（橋）、桒（桑）、兎・莵・兔・柳（柳）、濵（浜・濱）などは、異体字や異字体といわれている。手書きの場合、これらを正確に転記する必要がある。コンピュータに登録されていない異字体がある。『難字・異体字辞典』註25) によると、異体字のもとの親字が 4,294 字あり、これから派生した異体字は 15,441 字ある。

12章 漢字・現代仮名遣い・送り仮名

5．漢字使用上の課題
1）漢字は、国語辞典と漢和辞典で調べる

　漢字の意味と書き方は、辞書を常に開いて確かめる。読み方は漢和辞典を開く。机上には常に辞書を置いて、開く習慣を持つ。この努力なしに漢字の習得はあり得ない。また国語辞典は 2010 年以降発売のものが必要である。1981（昭和 56）年までの辞典は「当用漢字」、2010 年までの辞典は「旧常用漢字」なので、買い替える必要がある。2010 年以降の電子辞書とコンピュータは新しい常用漢字を収めている。

2）名詞形だけの漢字がある

　漢字には、名詞形だけの漢字がある。動詞形は別の漢字である。数少ないが、間違わないで書く。「雲、氷、印、堀、周り、初め、向かう、新た、忙しい」などは名詞形だけの漢字である。動詞形は「曇る、凍る、記す、掘る、回る、始める、迎える、改める、急ぐ」となる。ただし「回り」「始め」とも書く場合もある。

3）俗字・代用字・簡略字はレポートや論文では使わない

①俗字：正字ではないが一般に使用されている俗字は、論文では使わない。（　）内が俗字である。頸部（頚）、葛藤（葛）、職（耺）、館（舘）、曜（旺）などがある。ただし、俗字が名字に使われている場合、患者の氏名その通りに書く。

②代用字：才と令を歳と齢の代用字にすると、意味が変わってしまうので使用を控える。

③簡略字：もんがまえなどの漢字を簡略するのも良くない。例：門（门）、関（関）、歴（厂）など。

④当て字：出鱈目、矢張りなどは使用しない、原則として平仮名で書く。

4）接続詞の一般使用は平仮名で書く

何でも漢字で書けばいいというものではない。一般の基準では平仮名を主体と使用されている。

代名詞：あなた、これ、ここ、どこ、私、僕、君、彼、彼女

連体詞：ある、あらゆる、この、ほんの、わが

接続詞：しかし、あるいは、かつ、ただし、ところが、なお、ならびに、また、または、もしくは、および、したがって、

感動詞：ああ、あら、いや、まあ、ウワーッ、ハハハ

助詞　：ぐらい、（という）こと、ずつ、ところ、など、ばかり、まで

助動詞：漢字を使わない（……の様だ、と言う、無い、かも知れないなど）

　　　　ようだ、という、ある、ない、してあげる、していく、しておく、してくる、にすぎない、になる、かもしれない、してみる

形式名詞：こと、とき、ところ、うち、もの、わけ

　　　　これらの名詞が実質的意味を持って使われる場合は漢字で書く。

　　　　例：事と次第、出来事、事に当たる、住んでいた所

副詞　：訓読みのものは平仮名書き：あくまで、かえって、じかに、ほそぼそ、あまり、おそらく、さらに、はなはだ、よほど

　　　　音読みのものは漢字書き：案外、皆目、早速、非常に

　　　　漢字に意味がないものは平仮名書き：いちいち、せっかく、だいぶ、たくさん、めっぽう

動詞の「従う、及ぶ」は漢字で書く。

接尾語は使い分ける。

度合いを表す場合は平仮名書き：太め、早め、細め、高め、短め

順序などを表す場合は漢字書き：一つ目、2番目、3枚目

5）抽象表現は平仮名で、具象表現は漢字で書く

例：考えてみる。資料を見る。／考えていく。教室へ行く。／……と

12章 漢字・現代仮名遣い・送り仮名

いう。意見を言う。／思想があらわれる。姿を現す。／……というもの。忘れ物。／言葉であらわす。思想を書き著すなど。

6）手書きや活字の字体の相違は、字体の違いではない

2010年の政府告示の常用漢字によると、字体の違いは「いずれも活字設計上の表現の差、すなわち、デザインの違いに属する事柄であって、字体の違いではないと考えられる」と許容範囲である。例：令と令、戸と戸、女と女、文と文、北と北、比と比など。その他、はね、とめ、はらい。偏とつくりがついているか、離れているかなど[註26]。

6．漢字を覚える秘訣（分解・意味・こじつけ）

漢字を覚える秘訣がある。単に暗記しただけでは、本当に漢字を理解したことにはならない。漢字には意味があるから、分解する、意味を考える、そして、こじつける。漢字を考案した人の意図を読み解いたならば、漢字を正確に覚えることができるだろう。

1）漢字を分解する

①**疾病**：疾病は「しっぺい」と読む。「疒（やまい）」（疒＝尸＝人の姿、冫＝傷）と「矢」に分解する。弓矢の傷＝疾。

②**分解**：角のある牛を刀でぶんかい。角のないのはうま（午後）。

③**憲法**：「罒」あみ＋大＋申の変形。昔、オムツは布でくるみ、紐で結んだ。だから上下が出る。

④**臀**：「臀」は、殿＋月。体の名称には「肉月」が付く。腺、肋、肝。

⑤**違う**：口を境に、「キ」上下が違うこと。

⑥**事・筆**：ヨではなく「君」のように右に出る。筆は毛が出るから。

⑦**添**：夭＝天＋心の変形

⑧**講義**：義＝正しい。義を講ずる＝講義

２）漢字の意味を考える（「漢字辞典」で「成り立ち」を調べる）

①牽：常用漢字以外の漢字。分解すると、玄（糸）＋冖（くびき）＋
牛＝引く。牽引。

②辶：中国で作られた辶は全てテンが二つだった（大腿）。上の点は
頭、下の点は体、下は足を意味する。ただし、日本の常用漢字では
辶のテンは一つにされた（進、迎）。ところが、2010 年に追加され
た常用漢字のテンは二つ（謎、遡、遜）。常用漢字以外の大腿。

③拳：釆＋手＝散らばった物を手で集めるという意味。握り拳。挙手
と区別する。

④積と績：禾は稲の穂（米を収穫して袋に入れて積む）。綿を撚って
作った経糸と緯糸を組み合わせて布を織るのが成績。

⑤学と常の冠：學（子どもが家で両手を使って学ぶ）の略字が学（覚、
厳、労）。小は人の体の略（当、賞、堂、尚、削、掌）。

⑥嫌：兼は稲の穂「禾＋禾」二つ。あれこれ迷うこと。

⑦脊：脊の上部はせぼね。背の上部は人が二人せなかを向けあう。

（3）こじつける（想像力や創造力を働かせる）

①箸：割箸にはご飯が付くから「テン」が付く。

②嗅：口＋自＋犬。「自」は鼻。犬は臭いを嗅ぐのが得意。

③薄：薄は植物のススキ。穂が出て種が飛ぶので、テンが付く。

④睫毛：「しょうもう」と読む。まつ毛は消耗品と覚える。

⑤専門：「問」ではない。「専門家には手（点）も口も出すな」

７．間違いやすい漢字

間違いやすい漢字を以下に挙げた。辞典でよく確かめて、漢字の知識
を深める。特に間違いやすい漢字に★印をつけた。

[あ]

挨拶：あいさつ。2010 から常用漢字。

128

12章 漢字・現代仮名遣い・送り仮名

挙げる：手を挙げる。例を挙げる。

温める：体・心が温まる。温かい言葉。暖める：部屋を暖める。

言う：ことばで言う。物を言う。言うまでもない。

いう：というように。といわれている。耳がガンガンいう。

行：「行う」が基本形で「行なう」が許容とされている。作品全体に
どちらかを統一して使う。

★意外：思いのほか。以外：ある範囲の外。

頂く：食べ物・賞状など物は漢字で書く。いただく：お読みいただく。

★いまだに：未だに（常用漢字以外の漢字）。「今だに」は誤り。

（授業を）受（う）ける。授（さず）ける。

★窺う：様子を見る。伺う：聞く、尋ねる。

うなずく：頷くは常用漢字以外漢字。「うなづく」ではない。

冒す：病に冒される。侵す：権利を侵す。犯す：犯罪を犯す。

収：事を収める。納：税を納める。修：学問を修める。治：国を治める。

[か]

回復：病気、元気を回復する。快復：病気が快復する。リカバリーは
回復と訳される。

★にも拘らず：関係なく。拘わる。関わる：関係する。

頑・頑な：辞典によって「な」の送り仮名が異なる。

葛藤：「葛」は2010年から常用漢字。「葛」は略字である。

過程：プロセス（経過。手順）課程：カリキュラム（課程）。

★簡潔：文章を簡単に書く。完結：完全に終わること。

★完璧：「土」ではない。「玉」である。「璧」は2010年から常用漢字。

機会：「期会」ではない。器械：測定器械。機械：工作機械。

効く：薬が効く。宣伝が効く。口を利く。無理が利く。利き手。

救急：「急救」は誤り。

検診・健診：「検診」は検査のための診察。結核検診。

129

「健診」は「健康診断」。病気の予防・発見の診断。

後：その後。午後。終了後など。一般に「その后」を使わない。

[さ]

★歳：年齢の「才」は代用字であるから使わないこと。

★坐：坐位・坐薬・坐骨・端坐・起坐・坐臥・便坐。「坐」は動詞の
　「すわる」に、「座」は屋根の下のすわる場所に使われる。

最期：人生の最期。最後：物事の最後。

探す：目的物をたずねる。捜す：不明になった物をたずねる。

★徐々：除々は誤り。「徐」はゆるやかの意。

習得：漢字の習得。修得：単位の修得。拾得：拾得物。収得：株式の
　収得。

就：職に就く（つくりは犬でない）。尤は「もっとも」と読む。

漿膜：将に水ではない。將の略が将。将は肉を手に神前に進む人。統
　率者。漿はどろりとしたもの。酪漿。

清聴：聴衆に対する敬意（ご清聴ありがとう）。「ご静聴」願います。

分析：(「折」ではない)

腺：糸と月に注意。甲状腺、汗腺、分泌腺など。

顫：振顫（振戦が使用されているが、本来の字は顫である）。

添う：患者に付き添う。沿う：計画に沿う。

掻痒：「掻」は蚤と手。かゆい。「痒」は羊と病い。痒は癢の略字。
　「瘡瘍」は腫れ物。瘡は傷、瘍は腫。

[た]

尋ねる：先生に尋ねる（訊ねる）。訪ねる：友人を訪ねる。

代：時代の範囲「90年代」。年齢の範囲「60代」。代金「洋服代」。

台：車や機械を数える。数量の範囲（百円台、八時台、60歳台、血圧、
　番号、人数、脈拍、血糖値、体温、呼吸数など）

体制：システム。研究体制。態勢：ポーズ。受入れ態勢。体勢：

130

12章 漢字・現代仮名遣い・送り仮名

　　　フォーム。体勢が崩れる。

★達：しんにゅうの上は「羊」である。

　　譬：譬えて言う。譬える。例えば。

　　探究：真理を探究。探求：美の探求。

★追究：原因を追究。追求：利潤を追求。追及：責任を追及。

★遣う：「漢字を使う。漢字を遣う」とどちらでもいい。ただし、次の
　　　場合は「遣」を使う。小遣い。言葉遣い（「言葉使い」は誤り）。気
　　　遣い。心遣い。外国語を遣う。仮名遣い。人形遣い。使者を遣わす。
　　　金遣い。猿の遣い手。無駄遣い。筆遣い。声遣い。お遣い物。

　　使う：お使いをする。人使いがあらい。走り使い。言葉を使う。気を
　　　使う。魔法使い。箸使い。筆使い（ある辞典に記載）。

★できる：動詞は平仮名で書く。出来、出来事などは漢字で書く。

　　展：展開。展の下部は「衣」ではない。

[な]

　　治る：病気が治る。直る：故障が直る。癖を直す。

　　伸ばす：ゴム、しわ、髪、手足、才能、学力を伸ばす。

　　延ばす：支払い、決定、約束、仕事、命、足を延ばす。

　　伸びる：身長、成績が伸びる、うどんが伸びる。

　　延びる：生き延びる。

　　上（のぼ）る：頭に血が上る。話題に上る。坂を上る。

　　昇る：日、煙、地位が昇る。登る：山、木、演壇に登る。

[は]

★話：名詞形は「し」を付けない。その話は。講師の話を。

　　話す：動詞形は「さ、し、す、せ、そ」を付ける。話さない。話しま
　　　す。話す時。話せば。話そう。例外：ただいまお話しの点は。ひそ
　　　ひそ話し。話し言葉。話し相手。話し手。

★始める：（動詞）書き始める。働き始めた。勉強を始める。

131

始め：（名詞）始めの挨拶。仕事始め。年始の挨拶。

★初め：（名詞）最初。初めのうち。書き初め。年の初め（年の始め）。
「初める」は誤り。

★恥ずかしい：送り仮名に注意。「恥（はじ）かしい」の誤読を避ける
ため。「恥（はずか）しい」とする辞典がある。

★毋：毋は「なかれ」の意。毌は「つらぬく」の意。

早い：早く終わる。朝早く。早足。早口。

速い：脈が速い。呼吸が速い。速く走る。速く書く。

秘訣：おくの手。「秘決」ではない。

一つ：個数の時は漢数字で書く。二つ、三つ。

ひとつ：試みの意味では、平仮名で書く。ひとつやってみる。

★報・服：報告・内服。手書きに注意。つくりは「反」ではない。

[ま]

★ますます：「益々」。「増々」は誤りである。

看取る：「見取る」ではない。

[や]

やる：遣る。謙遜語は「やってあげる。さしあげる」

よい：優良。品質が良い。

よい：善良。行儀が善い。

よい：好ましい。味が好い。

よい：しても宜い。するほうが宜い。

★よう：考えようがない。模様、同様などは漢字。

よく：本当に。よく似ている。よくあることだ。

よく：できる。能く考える。能く遊び、能く学べ。能くわかる。

[ら・わ]

齢：「令」は代用字である。年齢に「令」は使わない。

渡る：道を渡る。亙る：及ぶ。

132

12章 漢字・現代仮名遣い・送り仮名

★亘る：ある範囲に及ぶ。4日間に亘って開催。

[カタカナ表記で間違えやすいもの]

★ベッド bed：「ベット」は間違い。ベットは賭け事。

カルシウム calcium：カルシュームではない。

データ data：「データー」と延ばさない。

デイ・ケア daycare：ディ・ケアではない。

ギプス gips：ドイツ語で石膏の意。「ギブス」は間違いである。

★ギャッチベッド：アメリカの外科医 Willis Dew. Gatch の名前が由来である。Hospital bed ともいう。ギャッジは間違い。

レクリエーション recreation：リクリエーションとも書く。

レポート report：リポートとも書く。

リウマチ rheumatism：リューマチとも言う。

練習レポート課題

1．誤字の考察（どんな漢字をなぜ間違えたのか。正しく覚える方法を考える）

＊124頁の読み　あなたはいくつ読めましたか

うっせき、うなずく、うれしい、えんげ（か）、おとしめる、むつき（おむつのこと）、がしょう、つなぐ、びまん、びらん、まつげ（しょうもう）、らせん、らち、せっせきい

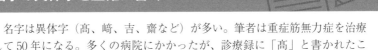

名字の異体字を正確に書く

　名字は異体字（髙、﨑、吉、齋など）が多い。筆者は重症筋無力症を治療して50年になる。多くの病院にかかったが、診療録に「髙」と書かれたことは少なかった。問診票に「髙」と書いても、筆記者によって「高」と書き替えられた。「髙谷」を「高矢」と書かれたこともあった。

　理学療法士と作業療法士の大切な心得の一つとして、患者の名字の一点一画に心遣いをして正しく書くということが挙げられる。漢字に気配りのできる人は、業務においてもそうにちがいない。

Ⅱ．現代仮名遣い

　政府は 1946（昭和 21）年に「旧仮名遣い（歴史的仮名遣い）」を告示によって廃止し、「現代仮名遣い」に改定した（1986 年に改定）。この告示は、現代仮名遣いの「拠り所を示す」としている。これが、仮名遣いの基準となっている。本章では、現代仮名遣いのおおよそを述べる。

１．現代仮名遣い
１）「旧仮名遣い（歴史的仮名遣い）」とは何か

　歴史的仮名遣いは、1946 年に「現代仮名遣い」に変更されるまで、一般社会の基準として使われていた仮名である。現代語にはない仮名、ゑ（え）、ゐ（い）があった。また音韻と仮名が一致していないのが特徴である。「ひ」を「い」、「へ」を「え」、「ほ」を「お」などと発音した。思ひ出（思い出）、ゐる（いる）、植ゑる（植へる）、をとこ（男）、とをか（十日）、あほぐ（仰ぐ）、こほり（氷）、あふぐ（仰ぐ）、かふ（買）、でせう（でしょう）、くわじ（火事）などがある。（『官報』1981年 7 月 1 日号外参照）[註 27]。

　いろは歌；いろはにほへとちりぬるを　わかよたれそつねならむ　うゐのおくやまけふこえて　あさきゆめみしゑいもせす（1079 年万葉仮名で書かれたもの）。「いろは歌」は、後に仮名の手習い用の手本、辞書の語彙の配列の順序、歴史的仮名遣いにおける仮名の使い分けの根拠として用いられた。

２）現代仮名遣いの特徴

　現代仮名遣いでは、同じ母音を持つ子音を集めて「あいうえお段」の 5 段に分けた。直音（かきくけこ、が、だ、ばなど）、拗音（きゃ、みゃ、ぴゃ、ぎゃ、じゃなど）、撥音（ん）、促音（っ）、長音（ああ、にい、くうなど）によって表記するとした。また原則として、音韻と仮

12章 漢字・現代仮名遣い・送り仮名

名を一致するようにした。しかし、音韻と仮名が一致しない例外がある。これらの例外を理解することが、仮名遣いを学習する上で重要になる。例えば、「は」と「わ」、「お」と「を」の使い分け、長音の「い」と「え」、「お」と「う」の区別などである。また「じ」と「ぢ」の使い分けも複雑である。

3）長音の表記方法の問題点

政府の告示した長音の表記方法は、エ段とオ段がわかりにくい。

※ア段の長音では「あ」を添える。（例：おかあさん）

※イ段の長音では「い」を添える。（例：にいさん）

※ウ段の長音では「う」を添える。（例：くうき）

※エ段の長音では「え」を添える。（例：ねえさん）

※オ段の長音では「う」を添える。（例：おとうさん）

①エ段の「基本が少数で、例外が多数」は、わかりにくい

エ段の長音では、「え」を添える語は「ねえ、ねえさん、ええ、へえ、めえ、べえごま、てめえ、あかんべえ」の8語だけで、少ない。「い」を添える例外は、映、経、政、丁のほか多数ある。この場合では、「エ段では『い』を添える。ただし、『え』を添える例外がある」とした方が合理的でわかりやすい。

文部科学省の「学習指導要領」は、政府の「告示」に則って作られている。国語の検定教科書もこれに準拠している。教師は、教科書と学習指導要領に従って、児童らに「エ段の長音は『え』を添える」と教える。すると多くの児童は「せんせえ、せえと、めえれえ」と書く。しかし、先生から赤ペンで『い』と訂正される。児童らは「先生は『え』と言ったのにどうして？」と理解できないままに平仮名の学習は進む。ここに国語嫌いの原因の一つがある。

②オ段の例外全部を表記していないために、「お」か「う」かの判

135

別ができない

　オ段の長音では「お」と「う」のどちらを添えるか調べてみると、「う」を添える語の方が多い。多い「う」を基本とし、少ない「お」を例外とするのは学習する上でも合理的である。しかし「告示」のオ段の長音の説明では、例外の「お」を添える語を全て表記してはいない。そのため、「お」を添えるかどうか、全ての語の判別ができない。「お」か「う」か判別できるように例外を全て表記する必要がある。

　狼、仰、公、氷、郡、こおろぎ、頰、朴、ほおずき、炎、十、慣る、覆う、凍る、しおおせる、通る、滞る、催す、愛しい、多い、大きい、遠い、概ね、おおよそ（告示が表記したのは 24 語のみ）

　「告示」の例外に記されていない、雄々(おお)しい、おおらか、鳳、オオバコ、ほおける、おおざと（阝）、おお！、おおい！（呼び掛け）の 8 語は「お」を添える語である。しかし、告示の表記では「う」なのか「お」なのか判別できない。筆者の調査によれば、現代の一般的な語の中で例外の「お」は 32 語である。

　カタカナの長音記号は「エーガ」「ソージ」にあるように「ー」である。これは平仮名では「えいが」「そうじ」と書く。しかし、小学校低学年児童は、長音記号としての「い」と「う」を理解できない場合に、「えイが」「そウじ」と拾い読みすることがある。エ段とオ段の長音記号は、高学年になると漢字の読みとして「映画、掃除」と指導される。発音は「え」か「い」か、「お」か「う」か、曖昧なままに学習が進められる。ここにも国語嫌いの原因の一つがある。エ段とオ段の長音表記では、音と表記が異なる実態の変更は不可能である。日本語の矛盾として受け入れて、合理的に理解して子ども達に伝えたいものである。

　「告示」は「前書」の 7 で「ローマ字で表す場合の決まりとは一致しない」と断っている。このために一致しない「オ段」の長音表記と、無理に一致させた「エ段」の長音表記はわかりにくくなっている。

12章 漢字・現代仮名遣い・送り仮名

4）長音表記の考え方 （参考：『かな文字の教え方』須田清　麦書房　1978)

ア、イ、ウ段の長音表記は音韻と仮名が一致しているが、工段とオ段は音韻と仮名が一致していない。この二つの長音表記を留守番に来たおばさんに譬えて教えるとわかりやすい。

ア段、イ段、ウ段の長音表記は、母音を使う。

◆a ＝「あ」である。a, aa ＝「ああ」である。

*ああ　かあさん　さあかす　たあざん　なあに　はあもにか　まあじゃん　やある　らあめん　わあるど

◆i ＝「い」である。よって、i, ii ＝「いい」である。

*いい　きい　しいと　ちいず　にいさん　ひいらぎ　みいら　りいだあ

◆u ＝「う」である。よって、u, uu ＝「うう」である。

*うう　くうき　すうじ　つうしん　ぬうど　ふうせん　むうど　ゆうれい　るうむ

工段の長音表記は基本的に「い」を使う。

◆ e ＝「え」である。よって e, ee ＝「ええ」となるはずだが、 e, ee ＝「えい」と表記する。この「い」は長音記号である。えいきょう　けいざい　せいたあ　ていし　ねいぶる　へいたい　めいわく　れいとう
「え」を使う例外がある。①ねえ　②ねえさん　③ええ　④てめえ　⑤（あかん）べえ　⑥めえ　⑦へえ　⑧べえごま　「い」のおばさんがてつだいにきた。「え」のおばさんはおつかいに行った。

オ段の長音表記は基本的に「う」を使う。

◆ o ＝「お」である。よって o, oo ＝おお、となるはずだが、o, oo ＝おう、と表記する。この「う」は長音記号である。おうさま　こうじ　そうじ　とうだい　のうか　ほうそう　もうふ　ようじん　ろうか　そう、そんなこともありました。

137

「お」を使う例外がある：①遠い　②大きい　③氷　④多い　⑤狼　⑥十　⑦通る　⑧公　⑨炎　⑩仰せ　⑪凍る　⑫滞る　⑬催す　⑭憤る　⑮ほおずき　⑯おおよそ　⑰概ね　⑱覆う　⑲しおおす　⑳おおざと（阝）　㉑雄しい　㉒鳳・鵬　㉓愛しむ　㉔ほおける　㉕朴の木　㉖頬　㉗郡　㉘おおらか　㉙車前草　㉚こおろぎ　㉛おお！　㉜おおい！

「お」を使う理由：旧仮名遣いでは、遠いを「とほい」と表記していたのを現代仮名遣いにした時に「ほ」を「お」に変更したためである。常用漢字では、十回は「じっかい」という読みしかなかったが、2010 年の改正によって「じゅっかい」の読みが加えらえた。

　小学生に必要な次の 7 語は大人でも覚えておく必要がある。①とおくの　②おおきな　③こおりのうえを　④おおくの　⑤おおかみ　⑥とおずつ　⑦とおる

5）「は」と「わ」の使い分け

　「告示」は「表記の慣習を尊重して次のように書く」としている。

　①助詞は「は」と書く：こんにちは　こんばんは　山では雪が　あるいは　または　もしくは　いずれは　ついては　ではさようなら　恐らくは　願わくは　これはこれ　悪天候ものかは

　②次のようなものは、上記の例にあたらないものとする：きれいだわ　来るわ来るわ　雨も降るわ風も吹くわ　いまわの際　すわ一大事

6）動詞の「いう（言う）」

　「いう」と平仮名で書くのは、次のような場合である。と、いったらない。億という予算。とはいえ。いっても。床がミシミシいった。いうまでもない。昔々あったという。どういうふうに。人というもの。こういう話。AといいBといい。

　「告示」の例では「物を（言）う」にカッコをつけてある。上の例の中でこれだけは「物を言う」でもいい。「言う」の過去形や尊敬語など

138

は「言った。言われた。言ってごらん。言うまでもない」と漢字で書く。「言う」は現代語の標準的な書き方である。

7) 次のような語は、「ぢ」「づ」を用いて書く
　①同音の連呼によって生じた「ぢ」「づ」の例：ちぢみ（縮）　ちぢむ　ちぢれる　ちぢこまる　つづく（続）　つづる（綴）　つづみ（鼓）
　例外：「いちじく」「いちじるしい」は、この例にあたらない。
　②二重の連合によって生じた「ぢ」「づ」の例：鼻血（はなぢ）　添乳（そえぢ）　底力（そこぢから）　入知恵（いれぢえ）　ちゃのみぢゃわん　間近（まぢか）　こぢんまり　近々（ちかぢか）　ちりぢり　三日月（みかづき）　ひげづら　小遣い（こづかい）　心尽し（こころづくし）　手作り（てづくり）　ことづて　はたらきづめ　道連れ（みちづれ）　かたづく　もとづく　うらづける　つくづく
　③二語に分解しにくいものは「じ」「ず」を用いて書く。例：うなずく　かたず（固唾）　きずな（絆）　ほおずき　おとずれる（訪）　つまずく　ひざまずく　さしずめ　でずっぱり　うでずく　くろずくめ　ひとりずつ　ゆうずう（融通）　せかいじゅう（世界中）　いなずま（稲妻）
　例外：「せかいぢゅう」「いなづま」は「ぢ」「づ」を用いて書くこともできる。
　注意：次の語は、もともと濁っているので、「じ」「ず」で書く。
　　　じめん（地面）　ぬのじ（布地）　ずが（図画）　りゃくず（略図）
　　　　　　　　　　　　　　　　　　　（『官報』[註28] 1986年7月1日より）

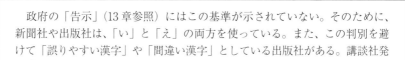

「間違いやすい」か、「間違えやすい」か

　政府の「告示」（13章参照）にはこの基準が示されていない。そのために、新聞社や出版社は、「い」と「え」の両方を使っている。また、この判別を避けて「誤りやすい漢字」や「間違い漢字」としている出版社がある。講談社発行『日本国語大辞典』の「やすい」の項に「まちがいやすい」の用例がある。

Ⅲ．送り仮名の基準

　政府は 1973（昭和 48）年に「送り仮名の付け方」を告示した（1981年に一部改正）。この告示は、送り仮名の付け方の「拠り所を示す」としている。これが、送り仮名の基準となっている。しかし、送り仮名には、例外がある。例えば、「行う」と「行なう」の 2 種類が認められている。本章では、送り仮名のおおよそを考察する。

1．送り仮名の付け方の通則

　送り仮名は漢字の読みを規定し、言葉の意味を明らかにするために漢字の後に付けるものである。また送り仮名には、漢字の読みが明らかではないものがある。読みの判別が難しい場合には、「脅<ruby>脅<rt>おど</rt></ruby>かす。脅<ruby>脅<rt>おびや</rt></ruby>かす」と振り仮名を付ける。

　政府の「告示」の送り仮名の通則は 7 つある。しかし、例外、許容、注意がある。これらは、いつも辞典で確かめる必要がある。

通則 1：単独の語で、活用のある語の場合は、活用語尾を送る。

　例　①憤る　承る　書く　実る　催す　生きる　陥れる　考える　助
　　　　ける　荒い　潔い　賢い　濃い　主だ

　例外①語幹が「し」で終わる形容詞は、「し」から送る。

　　　　著しい　惜しい　悔しい　恋しい　珍しい　新しい　逞しい

　　　②活用語尾の前に「か」「やか」「らか」を含む形容動詞は、その
　　　　音節から送る。

　　　　暖かだ　静かだ　健やかだ　和やかだ　明らかだ　柔らかだ

　　　③次の語は、次に示すように送る。

　　　　明らむ　味わう　慈しむ　教わる　食らう　異なる　和らぐ
　　　　揺する　明るい　危ない　危うい　大きい　少ない　小さい
　　　　冷たい　平たい　新ただ　同じだ　平らだ　幸いだ

140

12章 漢字・現代仮名遣い・送り仮名

許容①次の語は、活用語尾の前の音節から送ることができる。

表す（表わす）　著す（著わす）　現れる（現われる）　行う（行なう）　断る（断わる）　賜る（賜わる）

注意①語幹と語尾の区別がつかない動詞は「着る」「寝る」「来る」などのように送る。

通則２：単独の語で活用のある場合、活用語尾以外の部分に他の語を含む語は、含まれている語の送り仮名の付け方によって送る。

例　①動詞の活用形またはそれに準ずるものを含むもの。

動かす　照らす　向かう　浮かぶ　生まれる　押さえる　捕らえる　勇ましい　輝かしい　喜ばしい　及ぼす　積もる　聞こえる　頼もしい　起こる　落とす　暮らす　冷やす　当たる　終わる　変わる　集まる　定まる　連なる　恐ろしい

②形容詞・形容動詞の語幹を含むもの。

重んずる　怪しむ　悲しむ　確かめる　重たい　憎らしい　古めかしい　細かい　柔らかい　高らかだ　寂しげだ

③名詞を含むもの。汗ばむ　先んずる　春めく　後ろめたい

許容①読み間違える恐れのない場合は、送り仮名を省くことができる。

浮かぶ（浮ぶ）　生まれる（生れる）　押さえる（押える）　捕らえる（捕える）　晴れやかだ（晴やかだ）　積もる（積る）　聞こえる（聞える）　起こる（起る）　落とす（落す）　暮らす（暮す）　当たる（当る）　終わる（終る）　変わる（変る）

注意①次の語は［　］の中に示す語を含むものとは考えず、通則１によるものとする。

明るい［明ける］　荒い［荒れる］　悔しい［悔いる］　恋しい［恋う］

通則３：単独の語で活用のない語の名詞は送り仮名を付けない。

例　①月　鳥　花　山　男　女　彼　何

141

例外①次の語は、最後の音節を送る。

　　　辺り　哀れ　勢い　幾ら　後ろ　傍ら　幸い　幸せ　互い　便
　　　り　半ば　情け　斜め　独り　誉れ　自ら　災い

②数をかぞえる「つ」を含む名詞は「つ」を送る。

　　　一つ　二つ　三つ　幾つ

通則４：単独の語で活用のない語の、活用のある語から転じた名詞及び
　　　活用のある語に接尾語が付いて名詞になったものは、もとの語の
　　　送り仮名の付け方によって送る。

例　　①活用のある語から転じたもの。

　　　動き　仰せ　恐れ　薫り　曇り　調べ　届け　願い　晴れ　当
　　　たり　代わり　向かい　答え　問い　祭り　群れ　憩い　愁い
　　　憂い　極み　初め　近く　遠く

②「さ」「み」「げ」などの接尾語が付いたもの。

　　　暑さ　大きさ　確かさ　明るみ　重み　惜しげ

例外①次の語は、送り仮名を付けない。

　　　謡　虞　趣　氷　印　頂　帯　畳　卸　煙　恋　志　次　隣
　　　富　恥　話　光　舞　折　係　掛　組　肥　並　巻　割

注意①ここに掲げた「組」は「花の組」「赤の組」などのように使っ
　　　た場合の「くみ」である。例えば「活字の組みがゆるむ」場合の
　　　「くみ」を意味するものではない。「光り」「折り」「係り」なども、
　　　動詞の意識が残っているような使い方の場合は送り仮名を付ける。

許容①読み間違える恐れのない場合は、送り仮名を省くことができる。

　　　曇り（曇）　届け（届）　願い（願）　晴れ（晴）　当たり（当
　　　り）　代わり（代り）　向かい（向い）　狩り（狩）　答え（答）
　　　問い（問）　祭り（祭）　群れ（群）　憩い（憩）

通則５：単独の語で活用のない語、副詞・連体詞・接続詞は、最後の音
　　　節を送る。

12章 漢字・現代仮名遣い・送り仮名

例 ①必ず 更に 少し 既に 再び 全く 最も 来る 去る 及び 且つ 但し

例外①明るく 大いに 直ちに 並びに 若しくは。②「又」は送り仮名を付けない。③他の語を含む語は、含まれている語の送り仮名の付け方によって送る。

併せて 至って 恐らく 従って 絶えず 例えば 努めて 辛うじて 少なくとも 互いに 必ずしも

通則6：複合の語の送り仮名は、その複合の語を書き表す漢字の、それぞれの音訓を用いた単独の語の送り仮名の付け方による。

例 ①活用のある語

書き抜く 流れ込む 申し込む 打ち合わせる 向かい合わせる 長引く 若返る 裏切る 旅立つ 聞き苦しい 薄暗い 草深い 心細い 待ち遠しい 若々しい 気軽だ

②活用のない語

石橋 竹馬 山津波 後ろ姿 斜め左 花便り 独り言 目印 田植え 封切り 物知り 落書き 雨上がり 墓参り 日当たり 夜明かし 先駆け 巣立ち 手渡し 入り江 飛び火 教え子 生き物 落ち葉 預かり金

注意①「こけら落とし」「さび止め」「洗いざらし」「打ちひも」のように、前または後ろの部分を仮名で書く場合は、他の部分については、単独の語の送り仮名の付け方による。

通則7：複合の語のうち、次のような名詞は、慣用に従って、送り仮名を付けない。

①特定の領域の語で、慣用が固定していると認められるもの

ア．地位・身分・役職等の名：関取 頭取 取締役 事務取扱

イ．工芸品の名に用いられた語：博多織 鎌倉彫 備前焼

ウ．その他：書留 気付 切手 消印 小包 振替 切符 踏

143

切　両替　割引　組合　手当　借入金　繰越金　積立金　取扱

注意　引受人　引受時刻　振出人　待合室　見積書　申込書

②一般に、慣用が固定していると認められるもの。

奥書　木立　子守　献立　座敷　試合　字引　場合　羽織　葉

巻　番組　番付　日付　水引　物置　物語　役割　屋敷　夕立

割合　合図　合間　植木　置物　織物　貸家　敷石　敷地　敷

物　立場　建物　並木　巻紙　受付　受取

③「常用漢字表」の送り仮名の付け方が問題となる次の語は、次

のようにする。

ア．浮つく　お巡りさん　差し支える　五月晴れ　立ち退く　手

　　伝う　最寄り

イ．次の語は送り仮名を省くことができる。

　　差し支える（差支える）　五月晴れ（五月晴）　立ち退く（立退

　　く）

ウ．次の語は送り仮名を付けない。

息吹　桟敷　時雨　築山　名残　雪崩　吹雪　迷子　行方

（『官報』[註29] 1986 年 7 月 1 日より）

　上記の「ウ」の送り仮名は例外である。送り仮名の付け方の多い順は、

（1）看取り、居残り、仕送り、墓参り、見知りなど、（2）仕切（り）、

火祭（り）（カッコ内は省くことができる）など、（3）馴染、馴染むな

ど、（4）名残などである。

　「現代仮名遣い」と「送り仮名」は、日本語で文章を書く場合の基本

的な規則の一つである。これらは政府が告示したものであるが欠点があ

る。これを克服するようにして文章を書くならば、より洗練された日本

語を綴ることが可能になるだろう。また、後輩へ文章指導をする際に自

信を持って説明できる知識として役立つだろう。この 12 章にも洗練さ

れた日本語の文章を書く際の秘訣が収められている。

練習レポート課題

＊書くことに対する意識の変化の考察

出題意図：これまで学んできて、書くことがどう変化したかを自己評価しなさい。あなたの目標の達成度を確かめなさい。

レポートには前書きと後書きを付ける。

　前書き例：講義が終盤に差し掛かったので、最終評価を行なう。まず、書くことに関する自分の問題点と目標を述べる。そして、実践したことを説明してから、目標への到達度を評価する。そこから、どんな学習方法が役に立ったかということと今後の課題について述べる。

　本論：問題点・目標・実践・問題の結果・目標の到達度を書いた後、役に立った学習方法について述べる。今後の課題は、「この教科書を読み返す」「これからのレポート課題に積極的に取り組む」「新しい目標を設定して挑戦する」ことなどを書く。

　後書き例：目標を設定することとその達成に向けての努力の大切さがよくわかった。こうすれば、成長していけるのだ。これは、自分の問題を解決する方法だけではなく、患者やほかの人々の問題解決を助ける時にも参考になると思った。

文章作法「守・破・離」の3段階

　芸術には、守・破・離という3段階がある。その前の「型に入らない段階」を邪道と言う。文章作法も同じである。「思ったまま、文字数を埋めるため、読点を無意識、構成を考えず」に書いた文章は邪道の文章である。

　文章による創作活動は、華道・茶道・武芸などに似ている。芸や道には型（かた）がある。まず弟子は師匠の型を守る。この時点では型に入っただけなので狭い。次に、芸術は自由だから、得た型を破る。やがて、弟子は独自の型を創造して師匠を離れる。

13章 情報の意味の読み取りと文章化

1．主語と述語、分析などによって意味を読み取る

　情報には、場面情報・会話情報・文字情報がある。ある場面で、人とひととの関わりがあって、会話が為される。この場面情報の意味を論理的に読み取るために、情報を書く場合と同じような思考が為される。その後で、その場面の意味を言葉や文字によって表現する。本節のキイワードは、主語、述語、帰納、演繹（えんえき）、分析である。

1）場面から意味を読み取る

　実習生が実習で直面する場面情報には、患者や作業療法を受ける人がいる。そして、治療やリハビリなどの情報がある。実習生はこれらの場面から、知識・技術・動き・コミュニケーションの取り方などの情報を得る。患者がいる場面の意味を五感（視覚・聴覚・触覚・嗅覚・味覚）で、総合的に、意味を読み取る。情報の基本は、患者や治療者、支援者が「言った言葉」「為した行為」「身の回りの状態」の3点である。

2）1文で意味を読み取る

　場面情報・会話情報・文字情報の意味を読み取るために、主語と述語（誰が、何をした）を捉える。これは意味を読み取る際の秘訣である。

(1) 単文で意味を読み取る

　単文は主語・述語が一組ある文である（主語が__、述語が__）。
　例文：理学療法士は見守りながら治療した。

（2） 重文で意味を読み取る

重文は、一つの文中に二つの主語述語が存在する。

例文：新人職員は「わかりません」が言えないと答え、先輩職員は「学校で習ったから知っているでしょう」と言った。

（3） 複文で意味を読み取る

複文は主節と従属節で構成されている。この文の根幹は主節の主語・述語である。従属節の中にも主語と述語がある。

例：スタッフは〈急患が来る〉と思った。

例：〈冬になると〉、流感の患者が増える。

（4） 肯定文・否定文によって意味を読み取る

① （肯定）：～～は……である　　意味が明確。

② （否定）：～～は……ではない　意味が明確。

③ （推定）：～～は……だろう　　意味が曖昧。

④ （疑問）：～～は……だろうか　意味が曖昧。

肯定文：同意する、認める、価値があると判断する文。
否定文：そうでないと打ち消す文。
推定文：完全な調査を行なわず、一部の例から全体がそうであると考える文。推定には誤りの可能性がある。
疑問文：疑って質問している文。書き手が判断を読み手に押し付けている無責任な文。

　文字情報は事実や理論を述べるものであるから、肯定文と否定文を使って論を展開する。ところで、推定文と疑問文を使った論述は曖昧である。もし使った場合はその解答を付け加えて論述を明確にする。読者は推定文と疑問文の意味を正確に読み取ることはできない。削除して読み取りの対象から除外する。情報を受ける場合も送る場合も、一つだけの情報で推測して判断をしない。複数の情報を集めて事実を確認する。その際に不必要な情報も入ることがあるので情報収集は注意深く行なう。

（5） 長文から意味を読み取る

　会話情報において、簡潔に説明ができず話が長くなる患者もいる。そ

んな時には、主語・述語の「誰が、した」のほかに「いつ、どこで、何を、なぜ、どのように」に着目して情報を読み取る。長文で書かれた憲法・法律文・書籍などがある。これらの長文は主語と述語を明らかにすれば意味の根幹を読み取ることが可能になる。

3）複数の文から分析と推測によって意味を読み取る

　一つの文からの意味の読み取りを習得したら、次は複数の文によって表される意味の読み取りを練習する。

（1）三段論法による意味の読み取り

　三段論法の1段目は、一般論で広い意味（抽象）を述べる。2段目は、狭くして個人（具象）に限定する。3段目は、その人の問題点の意味を説明する。三段論法は「M＝Pである。S＝Mである。ゆえにS＝Pである」の形をとる。

練習1：次の1段目と2段目から、3段目の意味を読み取りなさい。

　　　　1段：理学療法養成機関には必修科目の実習がある。

　　　　2段：Aさんは理学療法学科の学生である。

　　　　3段：

（2）演繹分析と帰納分析による意味の読み取り

　文字・言語情報を読み取る情報理解は演繹である。文字・言語情報の読み取りは、その情報を体験に翻訳する作業である。図にすると正三角形になる。演繹分析は一般原理から特殊原理を導き出す分析である。

　一方、場面情報を読み取るという情報理解は帰納である。大量の場面情報を文字化するのはこれらを文字に翻訳する作業である。図にすると逆三角形になる。広い部分は体験情報、狭い部分は文字情報である。帰納分析は複数の要素から一般原理を導き出す分析である。

（3）帰納分析と演繹分析による意味の読み取り

　意味の読み取りには、帰納と演繹の両方を使う。これは理学療法や作

148

13章 情報の意味の読み取りと文章化

抽象：事物や表象から性質を抜き離すこと（反対は具象）。「この授業は文章を書く練習に役立った」は具象表現。「この授業は有意義だった」は抽象表現。
帰納：具体的事実から一般的な法則を導き出す。→食事・清潔・排泄など、基本的動作能力の回復は理学療法の基本である。
演繹：意味を押し広げて説明する。例：作業療法は支援であるから、料理作りも支援の一つである。
分析：物事を分解して、成分、要素、側面を明らかにする。→人間＝頭の知性、胸の思いやり、手の技術。

業療法を受ける人の問題の分析にも応用する。

　　　例：統合失調症を発症したBさんは、仕事を辞め、家で何もせずに生活していた。いじめを受けた経験もあり、他者とかかわることが苦手だった。楽しみもなく、家でぼんやりしていることが多かった。これからしたいこともなかった。

練習2：帰納分析してBさんの傾向を読み取り、作業療法の計画を立案する。

　　　Bさんは、

練習3：演繹分析してBさんの特殊（個別）な問題を読み取りなさい。今後予想される障害を挙げる。障害の予防に努める。

　　　Bさんは、

　　　例：Cさんは学生である。Cさんは遅刻も欠席も少ない。レポートは提出期日までには必ず出している。辞典を開いて確かめているし誤字は少ない。

練習4：帰納分析してCさんの一般的な傾向を読み取りなさい。

149

Cさんは、

練習5：演繹分析してCさんの特殊な傾向を推測して読み取りなさい。

　Cさんは、

（4）総合分析による意味の読み取り

　患者の話を聞きながら、一般的な問題と特殊な問題の意味を表情や態度、言葉から総合的に分析して読み取る。人間は、身体的存在、精神的存在、社会的存在である。身体部位のみでなく、生活全体を把握して全人的存在者として読み取る。一部の例から全体がそうであると自分勝手な推測をしない。意味の理解と解決が困難な問題がある。このような時に総合分析が必要な問題が存在している。問題の意味を読み取るために、多くの情報を集め、そして消去していく。徒労に終わることも多い。これは忍耐と患者に対する温かな眼差しの必要な作業である。

練習レポート課題

　＊情報の意味を読み取る際に心がけていたことの分析

練習1　Aさんには必修科目の実習がある。
練習2　作業ストーリーを創り出すことができない。
練習3　無為、自閉などにより、社会的な孤立が推測される。
練習4　学力が高い。
練習5　リーダーの素質がある。卒業後も管理者になる。上の学業を修める。

２．批判や質問をして意味を読み取る

　我々の周囲には、場面情報、会話情報、文字情報が大量にある。この情報の中には正しくない情報もあり得る。この場合には、情報の中から正しくない情報を批判して選別して読み取る必要がある。さらに読み取り方が正しいかどうかを批判して吟味する必要がある。それは、情報の読み取りが、情報の送り手の意図から飛躍した解釈や独断的な理解になることを防ぐためである。

13章 情報の意味の読み取りと文章化

　情報を正しく読み取るためには質問に工夫が必要である。質問も技術の一つである。本節では6種類の質問を述べてある。特に、「閉じられた質問」と「開かれた質問」は初対面の患者とのコミュニケーションにおいて重要な技術の一つである。本節のキイワードは、立論・異論・批判・質問である。

　飛　躍＝論理が正しい順序・段階を踏まず、先に進む。
　独断的＝吟味を経ずに無批判的に何かを真理として主張する。独りぎめ。

1）立論・異論・批判

（1）立論（理論を組み立てる）

　情報の送り手は本論を組み立てる（立論）。この場合、演繹法と帰納法のどちらかで展開する。報告文などは演繹法で結論から書き始める。すると、情報の受け手は内容を理解しやすい。そして、その理由と実例を加える。これに対して、患者への病気の告知や後輩への行動の改善指導では帰納法で細かないきさつから始める。理由を述べ、最後に結論を伝える。これは情報の受け手に否定的なことや指摘など良くない内容を伝える場合に、その内容を受け入れやすいように心の備えを促すための配慮である。

（2）異論

　立論に対して、全く異なった主張が異論である。独断を防ぐために、情報の送り手は立論の中で第三者の視点（批判意見）を組み入れる。しかし立論を述べるということは他者とは違う主張をしていることを意味する。だから独り善がりの可能性が残る。立論そのものが異論の可能性がある。立論も異論も建設的である。

　大勢で学校行事に何をするかを議論する場合は、提案Aに対して提案Bは異論である。提案C、提案Dと多くの異論を対比して妥当性を議論して多数決で決める。この場合の異論は建設的であると読み取る。

151

（3）批判

①情報に対する批判

　価値・能力・妥当性などの評価を批評と言う。この場合、特に否定的内容を批判という。本論そのものに対する主張は異論である。批判は、本論の理由や根拠となる実例に対する指摘である。異論と批判は区別する。情報の受け手は、本論の理由と実例に対して不備がないか批判的に読み取る。批判の矛先は本論の理由や根拠となる実例である。批判は本論に対する肯定的評価をした上で、その根拠の不備などを指摘する配慮が必要である。

　我々は他者の欠点に目が行きやすいものである。だから、批判する場合には配慮が必要である。こうした配慮があれば、情報の送り手は「参考になりました」と受け入れることができる。

　批判には中傷的批判と建設的批判がある。中傷的批判とは無実のことを言って他人の名誉を傷つけるような批判である。本稿は中傷的批判の立場はとらない。建設的批判とは、立論に対してその根拠の不備や不足を指摘して、立論の改善を意図するものである。

②読み取り方への批判

　情報の読み取り方は二つに分かれる。一つはその情報が「間違いのないもの」として受け入れる読み取り方である。もう一つはその情報が「間違いの可能性が含まれている」として受け入れる読み取り方である。この二つには欠点がある。読み取り方への批判はこの両方に対してなされる。どちらの立場を選択してもその欠点を克服する必要がある。

ア．間違いのないものとして読み取る

　これは伝統思考型である。この姿勢の利点は争わず平和を保つところにある。しかし間違いが改善しないという欠点がある。

イ．間違いの可能性が含まれているとして読み取る

　これは革新思考型である。この姿勢の利点は改善が行なわれるところ

にある。しかし争いを引き起こす欠点を持っている。「本は踏みつけて読め」という言葉がある。足を出して踏みつけると争いが起こることがある。気を付ける必要がある。しかし、一歩を踏み出すことによって、真実や真理に向かうことができる。

練習1：あなたが情報を読み取る時の傾向は「間違いのないものとして受け取る」と「間違いの可能性がある」と、どちらにあるかを考察しなさい。

2）6種類の質問

　情報を読み取るためにはいろいろな質問が必要である。実習の場面で、練習なしに良い質問をすることはできない。日常会話の中で意識して練習して、質問の技術を向上させておく必要がある。これは授業で練習する時間はないので、自己学習で習得する。良い聞き手は良い質問をする。話を聞いたらよい質問をしよう。

（1）意味を確認する質問

　確認質問は、話し手と話題の内容の意味を共有するために行なわれる。「その言葉の意味は……という意味ですね」とか、「今の説明を……と理解しましたが、それでいいですか」と確認する。

（2）意味を問う質問

　文字情報であれば漢字の読み、漢字の意味、カタカナ語の意味などを問う質問が考えられる。読み手であれば辞典を開いて解明する。講演や講義であれば、質問するには勇気が要る。「なんだそんなことも知らないのか」と、質問者の無知さを聴衆に知られて恥ずかしい思いをする可能性がある。しかし、同じく知らない人がいる場合だってある。この場合は、一人の質問がほかの人々の益になる。

　理学療法治療や作業療法支援の人とひととの一対一の場面でも、このような質問には臆することなく誠実に向き合う。意味を問う質問は演繹

である。質問者自身と情報提供者双方にとって益となる。問題を明確にしたり、解決の参考情報が得られたりする。「すみませんが……」や「確認したいとのですが……」と前置きをしてから、言葉や文章の意味を尋ねると真実が明らかになる。

(3) 理由や根拠の補足説明を求めた質問

　理由や根拠の補足説明を求めた質問は批判的ではあるが建設的である。情報提供者は論述の不足や弱点を知り、本論の根拠を補強することになる。このように情報提供者の益になるような質問を工夫する。また、この質問は聴衆の益にもなる。聴衆は質問者の質問によって理解を深めることになる。質問するということは教えるということでもある。質問にも共に学ぶという学習方法の秘訣が含まれている。

(4) 要約を求める質問

　話題提供者は長い話をする。しかし、聞いている人にとって要点はなんだろうとわかりにくいことがある。そこで、聞いた人が「ポイントはなんですか。要約するとどういうことですか。キイワードは何ですか」と質問する。すると、質問者にとっても、話題提供者にとっても話の内容を簡潔に整理することになる。双方に益となる。

　質問においても聴衆が益となるような配慮が必要である。ここにも他者の視点がある。これらのように、情報を読み取る際の質問の仕方にも工夫がある。「キイワードを五つ挙げてください」という質問の方法もある。要約は、100字から400字など様々な字数がある。最も簡略な要約はキイワードである。

(5) 閉じられた質問と開かれた質問

　質問には「閉じられた質問」と「開かれた質問」がある。「住所は？」「年齢は？」という閉じられた質問は、聞く人の疑問を解くための「聞く人中心の質問」である。これに対して「どのようにお考えですか」という開かれた質問は、答える人が自分の心の中を振り返るような「答え

る人中心の質問」である。良い聞き手は良い質問をする。

この二つの質問はどちらが優れているとか劣っているということはない。場面によって、二つの方法を臨機応変に使い分ける。または、二つの方法を同時に使って会話を発展させる。問診票など限られた時間に情報収集が必要な場合は閉じられた質問を、じっくりと会話を深めたい場合には開かれた質問を利用する。

「閉じられた質問」は、質問された人が「はい」や「いいえ」で答えるような質問である。例えば、「食事をしましたか」という質問では、患者は「はい」か「いいえ」しか言いようがない。これでは「会話が閉じられ」てしまい、これ以上発展しない。まるで尋問しているみたいになっている。

一方、「食事は美味しかったですか。お口に合いましたか」という「開かれた質問」では「塩味が薄かったですが、でも健康のためにはいいのでしょうね」と話が発展し展開する。

閉じられた質問：事実の質問（食事・排泄の有無）・理解の質問（例；○×など多項目選択問題）・過去の質問（どうだったのか。何があったのか）・測定質問（1から10まででどの段階ですか）。

開かれた質問：応用の質問・分析の質問・仮定の質問・評価の質問・要約の質問（例：1,000字の小論文）。未来の質問・肯定の質問。応用：譬え話で言う。分析（その理由は何か）。仮定（もし……ならば）。評価（どう思うか）。未来（どうなりたいか）。肯定（大変でしたね）。

応用の質問：譬え話は話題を広げるための応用の質問である。「健康を信号機に譬えるとどういう意味になりますか」「人生を旅に譬えて説明するとどうなりますか」「病気を休憩所に譬えて考えるとどうなりますか」「ストレスを心の中にある花瓶にたまる水に譬えるとどう説明しますか」これは貯まる量も時間も、抜く方法も個人によって異なる。バラの花を生けたら、水を吸い上げてくれ、よい香りを広げてくれる。話

題の提供者には思いもしないところに発展することがある。自然界の花鳥風月など、植物や動物、自然現象に結びつけると面白くなる。こんなふうに話がはずんだら開かれた質問の成功である。

　分析の質問：「食生活に偏りがないか分析してください」「生活習慣の傾向を分析してください」「性格の傾向を分析してください」「対人関係の傾向を分析してください」「何か心配事がおありですか」

　仮定の質問：「もし、一人で外出できたら何がしたいですか」「退院できたら、一番に何がしたいですか」「今、自由にしていいですよと言われたら何をしたいですか」

　評価の質問：「あなたは自分の人生をどう評価していますか」「給食をどう評価していますか」「あなた自身の入院生活を評価すると、何点付けられますか」「この病院の職員たちをどう評価しますか」

　肯定質問：「大変なご苦労をされてこられたのですね」「楽しい思い出もあったでしょうね」「たくさんの方々に支えられてこられたのですね」

　これらの質問は本書を読んだだけでは習得できない。日常生活の中で意識して練習を重ねる。こうして質問の技術を向上させる。

(6) 非言語コミュニケーションによる質問

　言葉を発することができない患者と、握手で会話することは可能である。聞くことができる患者であれば、「わかったら握手してください」と話しかける。「はい」は強く握る、「いいえ」は弱く握るなどにすれば、患者の意思が確認できる。情報の読み取りには言語に頼り過ぎない。表情やしぐさなどを観察して読み取る。

練習レポート課題

＊自分の質問の傾向の考察

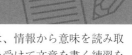

13章 情報の意味の読み取りと文章化

> ### 「書く―読み取る」両方の学び
>
> 　場面・会話・文字から情報を得て書き表す作業は、情報から意味を読み取る作業と同じ考え方をするものだった。この授業を受けて文章を書く練習をしてきたら、意味を読み取る練習もしてきたんだと気付いた。両方の学びができて得をした気分になった。看護では患者さんから情報の意味を読み取って文章に表すから、意味を読み取ることは大切な技術の一つだった。
>
> （学生のレポートより）

3．疑問思考によって意味を読み取る

　場面情報、会話情報、文字情報の意味を読み取る際に、我々は複数の質問をして、その答えを自己と他者に求める。「これは何か」は未知の解明である。「それはなぜか」は原因の究明である。「どうすれば」は問題解決である。「どれを」は選択決定である。本節のキイワードは、未知の解明、原因の究明、問題解決、選択決定である。

1）疑問思考
(1) 未知の解明（これは何か？）

　「これは何か」と疑問を持つことは未知の解明への始まりである。疑問を持ったら、調べる、聞く、仮説を立てて確かめるなどして、その答えを求める。意味を読み取る作業には未知の解明がある。この時に気を付けることがある。それは、自分の考えを述べてから尋ねることである。指導する立場からすると、自分の考えのない人には教えにくいものである。「間違っているかもしれませんが」と前置きを置いてから聞く人には、学ぼうという意欲が感じられて指導しやすい。

練習1：「健康」とは何か。この未知を WHO（World Health Organization 世界保健機関）の定義を調べて説明しなさい。WHO は健康を「肉体的、精神的および社会的に完全に良好な状態にあることで、単に疾病または

虚弱ではないということではない」と定義している。さらに「……健康レベルを享受することは……、すべての人間の基本的権利であり、政府はその国民の健康に対して責任を負う」としている。

(2) 原因の究明（それはなぜか）

「それはなぜか」と疑問を持つことは原因の究明への始まりである。情報の書き手はまず「〜〜は……である」と書き始める。読み手はここで「なぜ」と考えて先を読む。すると親切な執筆者であれば「その理由は……である」と書き進めてある。さらに「実例は○○である」と付け加えてある。

読者は、書き表された情報を理解した時に、意味を読み取ることができたと言える。疑問思考は書き表された情報だけではなく、質問された情報の読み取り、治療や支援場面の意味の読み取りにも応用できる。「それはなぜか」という疑問思考は多くの問題の原因を究明する。「主張（〜〜は……である）」と「理由」、そして「実例（根拠)」の三つによって情報の意味を読み取る。

練習２：人々の健康が脅かされるのはなぜか。喫煙・偏った食生活・運動不足・感染症などから、その理由を述べなさい。

(3) 問題解決（どうすれば）

「どうすれば」と疑問を持つことは問題解決への始まりである。我々は問題解決に迫られている。問題解決には、問題の明確化→目標・計画・実践→問題の改善結果→計画実践有効性の評価という過程（プロセス）があった。このプロセスでは評価が重要な意味をなしている。診断評価によって問題を明らかにして目標を設定する。実践して途中評価を行なって問題の改善度を見ながら目標や実践を修正改善する。やがて結果を明らかにする。それから実践の有効性を最終評価する。

有効であった実践は同様の問題解決に役立つ。治療や支援技術の熟達はこうした経験の積み重ねによる。「どうすればいいのか」という疑問

13章 情報の意味の読み取りと文章化

思考は問題解決熟達へのガイドである。問題解決思考によって情報を読み取る。これは、場面の情報、会話による情報、文字情報の読み取りに応用可能である。

練習3：「健康を保つためにはどうしたらいいか」について、喫煙・偏った食生活・運動不足・感染症などから例を選んで、解決する方法を考察しなさい。

（4）選択決定（どれを）

　情報からの意味の読み取りには、選択肢から条件に合わせた消去と比較によって意味を選択するという読み取りがある。

①条件があって限定されている場合の意味の読み取り

ア．正解が一つの場合（消去して読み取る）

　この場合は正解が一つで、多数が不正解である。不正解と考えられるものを消去する。こうして意味を読み取る。これは予備知識が必要である。知識は毎日の学習の積み重ねによって蓄積される。情報の読み取りには知識の蓄積が求められる。消去法による読み取りには、「正しいのはどれか」「誤りはどれか」の思考を用いる。

イ．正解の中からナンバーワンを選ぶ

　この場合は、例示されているものはみな適切である。それらを比較したり、問題解決の過程を利用したりしてナンバーワンを選ぶ。これも読み取りである。「優先されるのはどれか」「優先度が低いものはどれか」と比較して順位を付ける。患者に治療計画を作る場合や作業者に支援計画を作る場合に、まず、複数の目標を挙げる。そして、消去して優先順位を決める。

2）展開図による読み取り

　治療や支援場面情報、口頭説明情報、文字情報の意味の読み取りには、情報構成の展開図を作って意味を読み取る。展開図には、以下のものを

参考にする。

　　時間分析：過去・現在・未来、

　　要素分析：要素1・要素2・要素3

　　対比分析：事例1・事例2・事例3

　　問題解決：問題・目標計画・実践・結果・評価

　　消去分析：複数列挙・消去・選択

　　序論・本論・結論

　　結論・理由1・理由2・理由3

練習4：次の文章の展開図を書きなさい。

　①まず、文章構成の全体を把握する。②結論の位置から五つに分ける。③聞き手と読み手からすると、両括型が最もわかりやすい。④初めに結論があって、話が進んでいく。⑤聞き手が結論を忘れた最後に、もう一度結論があるとわかりやすい。⑥頭括型もわかりやすい。⑦尾括型は起承転結で、わかりにくい。⑧中括型はもっとわかりにくい。⑨途中で結論があるのだが、まだ話が続く。⑩何が言いたいのか疑問が湧く。⑪隠括型は何を言いたいのかわからない、謎の文章である。

3）患者に関する情報の読み取り

（1）患者本人の自覚症状を聞いて確認する

　人は自分の健康異常に気づく。患者や作業者が言った言葉を正確に記録する。この場合に「"……"と思っているのですね」と聞いて確認する。

（2）理学療法士や作業療法士が見る患者の外観の印象（おや、いつもと違う。何か変）

　患者や作業者の表情、視線、動き、全身の雰囲気などについての印象を意識して捉える。「何か変」という印象を言葉と文字に翻訳する。呼吸、臭い、熱などの異常を五感（視覚・聴覚・嗅覚・触覚・味覚）と第六感を使って、読み取る。

(3) 患者の言葉にならない思い

　言語コミュニケーションの困難な人、返答を一言で返す人、否定的な言葉を返す人、支援を拒否する人、意欲が低下した人、離床を嫌う高齢者、手術後に口を閉ざした人、夕方になると（薬の効果が消えて）無表情で返事をしなくなるパーキンソン病の人、ナースステーションで食事介助を受ける暗い表情の脳梗塞の人などがいる。

　これらの患者は、言葉以外の方法によってコミュニケーションが取れる。感情の機能が働いている人なら、快・不快の意思表示の可能性を探る。握手でも意味が読み取れる可能性がある。非言語によって、患者や作業者の言葉にならない思いを読み取る。

練習レポート課題

＊疑問思考をどのように働かせているか

解答
練習1　「医学大辞典」に定義があるので参考にする。
練習2、練習3　自分の体験や、身の回りの人の例を出す。
練習4

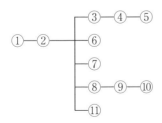

引用・参考文献

p.3　　註 1）『現代文の書き方』扇谷正造 講談社現代新書 1965 p.19

p.4　　註 2）『記者ハンドブック』新聞用字用語集 共同通信社 2011 p.563

p.37　　註 3）『看護教育』8 月号 医学書院 2007 p.657

p.39　　註 4）『全人教育』玉川大学出版部 白石克己「通信学習序説」記事 1980

p.55, 67　註 5）『西洋の教育思想』7 ペスタロッチ 玉川大学出版部 1989

p.55, 67　註 6）『母のための教育学』小原國芳 玉川大学出版部 1982

p.70　　註 7）『日経サイエンス』日経新聞社 1999 年 8 月号

p.91　　註 8）『日本語の特質』金田一春彦 日本放送協会 1999

p.94　　註 9）『It（それ）と呼ばれた子』ディブ・ペルザー ソニーマガジンズ 2003

p.95　　註 10）『道徳形而上学原論』インマヌエル・カント 岩波文庫 2001 p.101

p.95　　註 11）『道徳形而上学原論』インマヌエル・カント 岩波文庫 2001 p.104

p.96　　註 12）『純粋理性批判』インマヌエル・カント 岩波文庫 2001 p.844

p.96　　註 13）『道徳形而上学原論』インマヌエル・カント 岩波文庫 2001 p.105

p.97　　註 14）『世界人権集』高木八尺 岩波文庫 1999 p.9

p.100　　註 15）『我と汝・対話』ブーバー みすず書房 1999 p.9

p.101, 107　註 16）『透明なる自己』ジュラード 誠信書房 1987 p. iii - iv

p.102　　註 17）"Joseph luft, Group Processes; An Introduction to Group Dynamics"
　　　　　　　　Palo Alto, CA: National Press Books. P.10. University of Michigan の
　　　　　　　　ホームページより閲覧翻訳。

p.104　　註 18）『国語の基本練習』小学 3 年 林進治 教学研究社 1982

p.105　　註 19）『美的教育』西洋の教育思想 9 フリードリッヒ・フォン・シラー
　　　　　　　　浜田正秀訳 玉川大学出版部 1982 pp.25-27

p.107　　註 20）『看護覚え書』ナイチンゲール 現代社 p.227

p.108　　註 21）『教育原理第一部 I・II』鰺坂二夫 玉川大学通信教育部 1981 pp.13-19

p.110　　註 22）『愛の成り立ち』H・F ハーロウ ミネルヴァ書房 1978

引用・参考文献

p.111　註 23)『聖書』日本聖書協会 2011「新約聖書」p.167 ヨハネ 15：13

p.121　註 24)『官報』独立行政法人 国立印刷局 2010.11.30

p.124　註 25)『難字・異体字辞典』図書刊行会 1987

p.127　註 26)『官報』大蔵省印刷局 1981.10.1

p.134　註 27)『官報』大蔵省印刷局 1981.7.1　号外

p.139　註 28)『官報』大蔵省印刷局 1986.7.1

p.144　註 29)『官報』大蔵省印刷局 1986.7.1

・『看護学生のためのレポート・論文の書き方』　金芳堂　2013 改訂 5 版

・『看護学生のための教育学』　金芳堂　2013 改訂 3 版

・『看護学生のための倫理学』　金芳堂　2013 改訂 3 版

・『看護師に役立つレポート・論文の書き方』　金芳堂　2012 改訂 3 版

・『看護学生のための自己学習ガイドブック』　金芳堂　2014 改訂 2 版

・『教える技術がよくわかる　髙谷流　看護教育方法』　金芳堂　2013 初版

・『ジョハリの窓理論　看護グループワークは楽しい、おもしろい』　金芳堂

　2014 初版　　　　　　　　　　　　　　　　　　　　　（いずれも筆者著）

おわりに

　本書は、読者個人の文章を書くことが苦手という問題を明らかにして、目標を決めて、本テキストを読んで各章末のレポートを書く練習をすることを目的としていた。本書を読み終えて、問題の結果がどうなったかを測定しよう。この結果は実践とリンクしている。結果が満足できるものでなかったならば、もう一度、テキストを読み直して、そして、課題レポートを書き直してみよう。

　文章は技術の一つなので、何度も繰り返して書く練習をする必要がある。筆者の講義を受けたある学生は、自分の小学校3年生の子どもに三分節法を教えたら、その子は書けなかった作文が書けるようになった。先生に褒められて学級通信に載ったという体験をした。ある学生は「あなたは文章力がある」と褒められるようになった。答辞を書いて読んで卒業した。人生が変わったという体験をした。

　筆者は、大量のレポートをペンで書いて玉川大学と佛教大学を通信教育で卒業した。レポートは全て手書きの時代だった。ノート作りもした。鉛筆で下書きした後、万年筆で清書したから、原稿用紙で2,500枚程（100万字）書いたと思われる。筆者は、この手書きによって文章力を得た。本書には13の課題がある。問題解決のために厳選したテーマを設定しておいた。筆者が講義に出向いている看護学校の学生達は、1回目には「まったくレポートが書けない」と言っていたが、5,000字（原稿用紙12枚）の論文が書けるまでに成長していた。文章力は、生まれつきの能力ではなく、学習して獲得する能力である。筆者は、読者が諦めず向上心を持って忍耐強くレポートを書き続けるよう望んでいる。

　『ジョハリの窓理論　看護グループワークは楽しい、おもしろい』（金芳堂刊 2014）も愛読していただければ嬉しい。

2016 年 12 月

著　者

索引

1文40字	2
3段階思考	15
3点，情報の基本	146
40字以内	1, 2, 15
5つのステップ	19, 70, 71, 75
5種類の男	105
art（芸術）	106
IMRaD形式	70
V・E・フランクルの理論	63

あ行

愛の業	112
アカデミックライティング	13
鯵坂二夫	107
温かな心	54
温かな眼差し	150
怒り	53, 64
息の切れ目	30
未だに	129
医療を受ける者	80, 85, 86
異論	151
院内放送	83
引用文献一覧	8
窺う	129
受ける言葉	30
奪うこと	111
うんこさん	100
笑顔	53, 64
枝葉の剪定	76
エッセイの神髄	37

演繹分析	20
鉛筆書き	6
応用的動作	58, 61
応用的動作能力	56
教える立場	23
小原國芳	55, 66
お迎え	109
オリジナリティー（独創性）	52, 63

か行

外在評価	73
ガイド	20, 71, 159
「書かされ」	ii
係る言葉	30
書き手の自由	32
書く技術	13
革新思考型	152
箇条書き	10
家族の立場	86
課題意識	42
花瓶	155
カルテ開示	94
患者様	98
患者中心の研究	112
患者を主語	74
間主観的	5, 39
感情の内側	69
カンバス（画布）	106
完璧	129
キイワード，五つ	154
危機	96

技術の熟達	158
起承転結	10, 14, 37
気付き	16, 109
帰納分析	20
基本的権利	158
基本的動作能力	48, 49, 50
疑問思考	158
逆接の接続詞	44
脚注	88
ギャッチベッド	133
教育	108
教育とは	42
共感	51
共感の言葉	109
業務の対象	54, 66
記録する能力	13
記録の開示	78
苦行	ii
苦難の意味	51
区別の優先	98
グループ化	16
グループ学習	25
敬語の本質	98
形成評価	72
敬体文	4
健康	157
言語の良識	94
研鑽	108
権利擁護	86
講義	127
高潔な倫理観	69
後天的な能力	45
行動の変容	69
公文書	9
高慢な敵	106
五感	160

国語	28
国語嫌い	135, 136
克服	21
心の備え	151
心の窓	103
語順の工夫	33
言葉の質	3
コピーアンドペースト	22
孤立型	24
こんにちは	138

さ行

坐位	87
作業	60
作業有能性	i
搾取	96
錯覚	89
差別語	119
サンドイッチ	114
三分節	i, 1, 3, 15, 16
思考指導	20, 23
思考の筋道	113
自己開示	101, 102, 103, 118
自己学習	153
自己中心的	38
仕事	60
事実	7, 43, 69
事前評価	72
じっかい	138
実習の成功の道	74
実践科学	70
失敗	19, 20, 71
疾病	127
自分の問題	21
社会的適応	58
社会的適応能力	56

索 引

守・破・離	145		
自由と幸福の追究	97		
手段	95, 96		
出典の明記	22		
受動態	5		
ジュラード	107		
順位	159		
消去構成	3		
常体文	1, 4, 45		
ジョセフ・ラフト	102		
シラー	105		
臀	127		
自律型	17, 24		
人格の関係	102		
人格の尊重	91		
診断評価	49		
シンディ・マーシャル・ジュラード	101		
シンプルが最良	46		
尋問	155		
スケジュール表	41		
スマホ	1		
清聴	130		
接遇	94		
設計図	12, 18		
接触の愛撫	110		
全体構成	10, 113		
全体の構図	16		
洗練	144		
洗練された日本語	116		
総括評価	72		
相互成就	108, 110		
創造の能力	19		
空にかかる虹	82		
尊敬	109		
存在価値	109		

た行

対比構成	3
台本	39
対話	39
他者の立場	38, 39, 41, 46
他者の問題	21
他律型	18, 24
段落の構図	16
近い道	42
長文を書く	6
調和型	18, 24
作り出される，作業療法の理論	61
作り出される，理学療法の理論	50
作り出す，作業療法の理論	61
作り出す，理学療法の理論	50
電子辞書	1
伝統思考型	152
動作の量	3
到達度	75
到達目標	74
読点の機能	32
読点の論理	27
逃避型	24
当用漢字	121, 125
遠回りの道	42
独創性（オリジナリティー）	52, 53, 63
独立宣言	97
途中評価	12, 19
共に学ぶ	154
トラウマ	ii
奴隷制	97

な行

ナイチンゲール	107

167

名残	144
日本語の矛盾	136
人間関係	40
忍耐	24, 164
ネコの缶詰	117
練ること	113
ノート作り	41

は行

ハーロウ	110
発症した患者	84
バロメーター	99
パワーバランス	25
引き出す, 能力	24
筆者	39
美的世界	104
人の手	92
独り善がり	40, 44, 151
批判	152
剽窃	22
表面的な関係	101
不快語	119
不快な印象	89
不快な用語	78
不幸な文	6, 34
舞台の主役	39
不調和型	24
部品化	96
踏みつけ	153
文章嫌い	28
文章指導	144
文章力	18, 20, 37, 164
文脈	59
ペスタロッチ	54, 66

法の順守	84
暴力的な表現	88
歩行器	1
褒め言葉	10

ま行

迷子の幼児	93
前置き	154
孫引き	23
マス目, 埋める	35
ままごと遊び	108
マルチン・ブーバー	100
三つ, 主張・理由・実例（根拠）	158
三つの根本能力	54
無意識的な動機	89
無知の自覚	24
目標設定	49, 66, 73
目標の役割	72
物扱い	91, 92, 94, 95, 98, 108
問診票	155
問題解決	3, 70
問題解決思考	19, 72
問題の原因究明	158
問題の分析	149

や行

やらされ学習	73
やらされ作業療法	74
やらされ理学療法	74
優越感	93
優先事項	98
優先順位	3, 41, 53, 64, 159
良い質問	153, 155

索　引

良い例文	6，116
要素分析	20
ようだ，助動詞	126
要約	68，76，154
良くない例文	6，116
四つの普遍価値	55
四つの窓	102
予防接種	82

ら行

落書き	16，76
リスクのケア	118
立論	151
料理作り	38
倫理的配慮	55

留守番	137
歴史的構成	3
レポートの定義	69
練習材料	107
労作	60
労働力	96

わ行

枠外	7
枠組み	2
話題転換	47
私の作業療法観	63
私の理学療法観	51
私の体験	51，63

著者紹介　髙谷　修（たかや　おさむ）

1948 年　北海道瀬棚郡北桧山町字赤禿で生まれる。5 歳で重症筋無力症発症

2010 年　佛教大学大学院教育学研究科生涯教育専攻修了　修士（教育学）

1998 年　京都保健衛生専門学校講師 1999 年　京都府看護専修学校講師

2002 年　奈良県立奈良病院附属看護学校講師　他

主な著書　『看護学生のためのレポート・論文の書き方』『看護学生のための教育学』『看護学生のための倫理学』『看護師に役立つレポート・論文の書き方』『看護学生のための自己学習ガイドブック』『ジョハリの窓理論 看護グループワークは楽しい、おもしろい』いずれも金芳堂刊

PT・OT学生の文章力を育てる！ レポートの書き方
── 正しく学ぼう「書く基本」「文章の組み立て」

2017 年 1 月 5 日　　第 1 版第 1 刷　ⓒ

著　者　髙谷　修
発行者　宇山　閑文
発行所　株式会社金芳堂
　　　　〒606-8425　京都市左京区鹿ヶ谷西寺ノ前町 34 番地
　　　　振替　01030-1-15605　電話　075-751-1111（代）
　　　　http://www.kinpodo-pub.co.jp/
印刷・製本　創文堂印刷株式会社

落丁・乱丁本は直接小社へお送りください。お取り替え致します。
Printed in Japan
ISBN978-4-7653-1704-7

JCOPY ＜（社）出版者著作権管理機構 委託出版物＞

本書の無断複写は著作権法上での例外を除き禁じられています．複写される場合は，その都度事前に，（社）出版者著作権管理機構（電話 03-3513-6969，FAX 03-3513-6979，e-mail: info@jcopy.or.jp）の許諾を得てください．

◎本書のコピー，スキャン，デジタル化等の無断複製は著作権法上での例外を除き禁じられています．本書を代行業者等の第三者に依頼してスキャンやデジタル化することは，たとえ個人や家庭内の利用でも著作権法違反です．